合理膳食指导 老年人应该怎么吃

合理膳食指导
带你迈向健康饮食新时代

主编
/
赵杜涓
李毅萍

河南科学技术出版社
·郑州·

图书在版编目（CIP）数据

合理膳食指导 / 赵杜涓，李毅萍主编 . —郑州：河南科学技术出版社，2023.12
ISBN 978-7-5725-1404-3

Ⅰ. ①合… Ⅱ. ①赵… ②李… Ⅲ. ①膳食营养 – 合理营养 Ⅳ. ① R15

中国国家版本馆 CIP 数据核字（2023）第 241170 号

出版发行：河南科学技术出版社
　　　　　地址：郑州市郑东新区祥盛街 27 号　　邮编：450016
　　　　　电话：（0371）65788629　65788613
　　　　　网址：www.hnstp.cn
策划编辑：邓　为　张　晓
责任编辑：邓　为　张　晓
责任校对：牛艳春
整体设计：李小健
责任印制：徐海东
印　　刷：河南美图印刷有限公司
经　　销：全国新华书店
开　　本：787 mm×1 092 mm　1/16　印张：33　字数：610 千字
版　　次：2023 年 12 月第 1 版　2023 年 12 月第 1 次印刷
总 定 价：138.00 元

如发现印、装质量问题，影响阅读，请与出版社联系并调换。

本书编审委员会

主　任：侯　红　黄红霞

副主任：周　勇

委　员：赵圣先　赵杜涓　李毅萍　代国涛　刘云兵
　　　　郑　宏

审　稿（排名不分先后）：
　　　　韩超央　闫红敏　高翠霞　胡　斌　段　飞
　　　　吕沛宛　乔　敏　李　强　牛　虹　弓卫红
　　　　文晓欢　李亚维

摄　影：于昆鹏　朱忱飞

本书编委会

主　编：赵杜涓　李毅萍

副主编：郑　宏　孟　革　于昆鹏

编　委（排名不分先后）：

前　言

中国的地理环境和气候多样，人们日出而作，日落而息，春种、夏耕、秋收、冬藏，一年四季的轮回中隐藏着一套严密的历法，历经千年而不衰。相比农耕时代，今天的人们与自然日渐疏远。然而，沿袭祖先的生活智慧，并以此安排自己的饮食，已经内化为中国人特有的基因。

《黄帝内经》中有"五谷为养，五果为助，五畜为益，五菜为充"的说法，其将谷物（主食）视为人们赖以生存的根本，而水果、肉类和蔬菜等是主食的辅助、补益和补充。

秦、汉时期，养生之风盛行，一些方士和医家对饮食、营养、卫生、医药等都有深入的研究，对食治、食养有很大的贡献。汉代，人们便已形成了吃早饭的习惯。此后，早、午、晚三餐制便在华夏大地沿用至今。

到了晋、唐时期，在前代饮食营养学理论的指导下，食养、食疗实践和经验的积累更为广泛和丰富，特别是对一些营养缺乏性疾病的认识和治疗取得重大成就。一些由营养素缺乏所导致的疾病，如甲状腺肿、脚气病、夜盲症等，都能认识并用有关食物进行治疗。

唐代孙思邈在《备急千金要方》中强调"若能用食平疴，释情遣疾者，可谓良工，长年饵老之奇法，极养生之术也。夫为医者，当需先洞晓病源，知其所犯，以食治之，食乃不愈，然后命药"。他还引用扁鹊的话说："不知食宜者，不足以存生也，不明药忌者，不能以除病也。"唐代的医药学家孟诜，更是从一众养生家中脱颖而出，撰写了专门论述食疗的《食疗本草》一书。

当今，随着大众生活水平的提高，人们在饮食上也非常注重养生，因为很多疾病就是由于生活方式不当，尤其是饮食不当引起的。

本书以中国营养学会组织编写的《中国居民膳食指南（2022）》为指导纲领编写而成，书中详细为大家讲述了中国膳食文化、膳食原则及搭配禁忌、膳食中的中医理论，以及合理膳食常见问题。

本套书共分为《关键问题 100 问》《孩子应该怎么吃》《老年人应该怎么吃》和《特殊人群应该怎么吃》四个分册。需要说明的是，我们选取的素材，范围较广、来源渠道多，囿于时间及水平，可能不够严谨、不够精准、不够全面，恳请读者朋友们不吝指正，以便我们再版时修订。

本套书的编撰，借鉴了众多专家学者的研究成果，选用了东济堂、本草食库药膳馆、姜龄集·岐黄饮药膳坊、君仁堂、湖畔梦杭帮菜的部分图片，在此一并致谢！

编委会

2023 年 11 月

目　录

第四章　老年人的饮食保健法

第一章

老年人饮食
注意事项

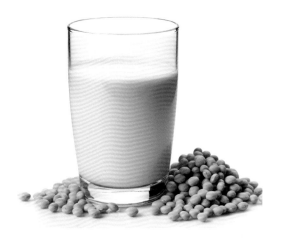

第一节　合理搭配一日三餐

一、你见过吗？

第七次全国人口普查数据显示，截至 2020 年，我国 60 岁及以上人口达 2.64 亿，占全国总人口的 18.7%，10 年间比例上升了 5.44 个百分点。而且，随着生活水平以及医疗水平的提升，我国居民的平均寿命已提升至 78.2 岁（2021 年）。老年人口规模大、人口老龄化速度加快，老年群体的健康状况、营养状况成为备受关注的社会问题。

俗话说"病从口入、祸从口出"，老年人防病、治病多和"吃"有关：合理膳食、均衡营养，可以防病；药食同源、以食代药，又可以治病。所以，合理膳食作为"健康四大基石"[1]之一，对老年人健康起着至关重要的作用。然而，很多老年人缺乏正确的营养意识，对待一日三餐往往是"吃饱了就行""有什么吃什么"的态度。

我接触过这样一个患者：67 岁，男，身高 175 厘米，体重 85 千克，体形肥胖，有高血糖、高血压病史……他不喝酒、不抽烟，坚持每天散步，但是疾病控制效果不太好，吃药也疗效不佳，最后他被女儿拉着到营养科咨询。我们首先对他做了详细的营养调查，了解到他平时的饮食习惯：几乎顿顿面条，很少吃粗粮；每天吃肉 1~2 两（两非国际通用单位，1 两 = 50 克，因本书为科普图书，为符合人们的日常习惯，本书中仍用两），吃蔬菜不到半斤（斤非国际通用单位，1 斤 = 500 克，因本书为科普图书，为符合人们的日常习惯，本书仍用斤）；基本不吃水果，不喝牛奶，很少吃鱼。很明显，这位患者的营养结构严重不均衡，碳水化合物[2]吃得太多，而蔬菜、水果吃得太少。随后，我们建议他

1　1992 年，世界卫生组织在《维多利亚宣言》中首次提出"健康四大基石"理论，即合理膳食、适量运动、戒烟限酒、心理平衡。

2　这里的碳水化合物一般指糖类以及代谢物为糖类的物质，如米、面、土豆、藕等淀粉类物质，它们是人体最主要的能量来源。

降低主食的摄入量，增加粗粮的占比，让他用蒸土豆、煮玉米等食物代替面食，同时让他增加蔬菜、水果的摄入量。两个月后复查时，他肚子小了很多，血压、血糖也日趋平稳。

二、原来如此

老年人是慢性疾病的高发人群。认识慢性疾病，我们首先要了解疾病的本质：细胞损伤速度超过修复速度。

我们知道，人体是由细胞组成的，一般情况下，当细胞死亡数达到总量的 20% 时，人就会死亡。在没有外界干扰的情况下，细胞的生命周期基本固定：比如血管的内皮细胞 1 天就会死亡；胃黏膜细胞 3~5 天更替一次；肺表面的细胞寿命是 2~3 周；皮肤最外面的角质层细胞 28 天左右就要换新；肝细胞能存活 150 天左右；心脏细胞更新速度要慢很多，大约需要 20 年；而大脑细胞一生一世不再更新。

所以，人的一生中，体内大部分细胞都在不断更新，通过再生来修复损伤，这一生就是细胞不断自我修复的过程。而生病的本质，就是细胞损伤的速度超过了细胞修复的速度。去除遗传（如染色体或基因异常导致的疾病）、外因（如来自他人疾病的传染或者车祸、灼烧等造成的外伤）等先天和不可抗因素，在我们平时的生活中，究竟是哪些因素造成细胞损伤，又是哪些因素影响了细胞修复呢？答案就是不健康的心理或者不合理的饮食、运动、睡眠等生活方式。其中，饮食作为人类维持生命的基本条件，在人体健康中起着至关重要的作用。因为在细胞损伤和修复的博弈过程中，能给细胞修复提供原料的只有饮食。合理的饮食结构是防治慢性疾病最重要的一环，就如同一个天平，左边有五个砝码——睡眠、运动、吸烟、饮酒、心态，右边只有一个砝码——饮食，左边的错误累加都会要求右边加重砝码。左边是损伤和消耗，右边是修补损伤和补充消耗，左边每一项的不正确都是对右边饮食营养补充的挑战。人体细胞的自我修复能力取决于两个主要因素，一个是与生俱来的细胞生命周期，另一个是后天的营养状况，即先天因素和后天因素。先天因素（细胞固有的更新周期）决定了修复速度，后天因素（营养状态）决定了修复质量。

当细胞修复速度低于损伤的速度，病情会加重。比如一个人患高血压，一直吃同一种药，最近突然血压升高明显，并且血糖也开始升高，还出现头晕等症状，说明他身体细胞近来的修复速度低于损伤速度。

当细胞修复速度等于损伤速度，病情会长年拉锯，表现为病情平稳，但总也缠绵不去。例如，一个人患糖尿病几十年，一直吃二甲双胍，剂量不增加，血糖依然能保持基本稳定。

当细胞损伤速度降低，增加了修复原料，也就是营养方向正确了，并且长期坚持，疾病就会向好的方向发展，甚至有可能痊愈。比如一个人戒烟了，对呼吸道的损伤减少，再对症补充些营养，这个人的慢性支气管炎就会好转。

在《中国居民膳食指南（2022）》中，着重强调了平衡膳食，八大准则中"食物多样、合理搭配""多吃蔬果、奶类、全谷、大豆""适量吃鱼、禽、蛋、瘦肉"等都是对平衡膳食的诠释。

三、吃出健康

（一）如何做出一份"满分早餐"

首先，算好能量比例，这项内容占 50 分。早餐的能量要占一天总能量的 1/3~1/2。我们可以把一天所要吃的食物能量先计算一下，早餐至少要占 1/3；如果晚上吃得很少，那么早餐能量要占全天能量的 1/2。早餐要选择高蛋白质、高碳水化合物。

其次，选够食物种类，这项也占 50 分。为了方便大家实际操作，我们把食物分成五大类：粮食类、动物性食物类、蔬菜类、水果类和油脂类，每一类算 10 分。

如果总分大于 60 分，算及格；80 分，优秀；100 分，就很完美了。

能量比例的这 50 分怎么拿呢？

第一，早餐能量占一天总能量的 1/3 以上。比如一个身高 175 厘米的男性，体重为 70 千克，从事轻度体力劳动，那么他一天所需的能量为（175 - 105）× 30 = 2100（千卡）（千卡非国际通用单位，1 千卡 ≈ 4.19 千焦，因为本书为科普图书，为符合人们的日常习惯，本书仍用千卡）。如果三餐均匀分配，早餐至少需要 2100 ÷ 3 = 700（千卡）。

第二，早餐要高蛋白质、高碳水化合物。正常人每天需要的蛋白质是每千克体重 ×（1~1.2）克，此人每天需要的蛋白质应该是70~84 克。我们按照80克计算，其中一半是动物蛋白质，应该是40克。如果均匀分配到三餐的话，40 ÷ 3 ≈ 13.3（克）。早餐要高蛋白质，怎么也应该超过13.3克。如果晚上吃得很清淡，没有肉、蛋、奶、鱼，则早餐就要负担起1/2的蛋白质的量，相当于20克。早餐必须补充充足的蛋白质，因为一上午要运动、要动脑，需要各种各样的氨基酸，而且有了蛋白质，一上午都不容易饿，所以早餐应该有牛奶、鸡蛋，最好有肉类。

1个鸡蛋含有 6~7 克蛋白质，100 毫升牛奶含有 3 克左右蛋白质，纯瘦肉和鱼类一般蛋白质占其重量的 17%~20%。所以像案例中的那位男士，早餐如果只吃一个鸡蛋再加上 200 毫升牛奶是不够的，必须得增加点肉类，或者再增加一个鸡蛋或一些牛奶。

早餐摄入的主食至少占一天摄入总量的 1/3。一夜的时间消耗了人体体内许多葡萄糖，早晨多吃一些粮食可以补充肝脏的糖原库存，同时为上午的能量消耗做好储备，保证一上午精神饱满，有足够的能量应对工作和学习。

选择碳水化合物的时候尽量选择粗粮，比如全麦食品、玉米和各种薯类。带馅的食物营养也比较丰富，如包子、饺子和肉夹馍。

各种粥类在我们的传统饮食中一直以来都是早餐主角，但是粥太容易消化，很难持续供应一上午的能量。很多人选择白馒头和白面包，口感虽然不错，但依然太好消化，而且升血糖很快，这个习惯最好还是改一改。

给大家推荐几种营养早餐搭配——

第一种：包子（碳水化合物）+ 鸡蛋、牛奶（蛋白质）+ 果蔬汁（维生素 + 膳食纤维）。

第二种：烙饼（碳水化合物）+ 鸡蛋、牛奶（蛋白质）+ 水果（维生素 + 膳食纤维）。

第三种：火烧（碳水化合物）+ 鸡蛋、肉类、豆浆（蛋白质）+ 蔬菜（维生素 + 膳食纤维）。

第四种：五谷杂粮饭（碳水化合物）+ 鸡蛋、牛奶（蛋白质）+ 水果（维生素 + 膳食纤维）。

（二）午餐的选择：遵循平衡膳食原则，合理搭配

蔬菜最好占 1/2，蛋白质类食物（肉类、鱼类、蛋类）占 1/4，粮食类占 1/4。如果运动量比较大，可以把粮食类的比例加大。建议中午的主食可以吃些粗粮，这样既有饱腹感，也增加了膳食纤维，还不容易发胖和犯困。比如玉米、红薯和土豆，既方便又有营养。午餐应该多吃些蔬菜、水果补充维生素，以便下午能保持较好的精神状态。

（三）晚餐的价值：补足全天没有吃够的营养素

晚餐要清淡些，这里的清淡是指少油少盐，不是不吃蛋白质类食品，所以一些

人晚餐纯吃素是错误的。但要注意，晚上油要少一些，可以吃一点瘦肉和鱼。动物性蛋白质能产生许多大脑内神经递质，比如大家都知道的褪黑素，这是一种脑部松果体分泌的激素，具有催眠作用，所以晚餐吃些蛋白质类的食物有助于睡眠。

晚餐不要吃太多碳水化合物。很多人认为晚餐要少吃，要清淡，因此每天晚上来一碗粗粮粥加咸菜或者蔬菜。粥很容易被吸收，等到睡觉时可能已经饿了，饥饿状态下一般睡眠质量不高，而且粥吸收过快会引起血糖波动，把减肥变成了增肥。

第二节　健康烹饪益寿延年

一、你见过吗？

如果说还有一种中国"特产"像中国功夫那样享誉海内外的话，那非中国美食莫属了。世界上没有任何一个其他国家像我国一样有如此丰富的菜系、如此繁多的美食。抛开八大菜系和各地的特色小吃不谈，仅仅烹饪手法，我们就有煎、炒、烹、炸、蒸、煮、炖、煲、烧、焖、溜、烤、熬、焗、汆、灼等数十种。

以前，每逢重大的节假日，家家户户都欢聚一堂。团聚之外最开心的事情，就是做出一大桌美味佳肴，全家人一起大快朵颐。此时，吃什么不重要，重要的是全家人一起开开心心。只有一些小孩，碰上自己确实不喜欢的食物时才会挑食。而现在，随着人们健康需求的提升和营养知识的丰富，一些老人则开始"挑食"——他们更喜欢面食和少量瓜茄类易咀嚼的蔬菜，而对肉类及含粗纤维类的蔬菜则兴趣欠缺。孩子劝他们多吃一点肉和蔬菜，他们则总是借口"牙齿不好，嚼不动""总是塞牙"或"肉不好消化"而拒绝。尤其是在烹饪方式上，他们更倾向于蒸、炖、煲、焖等烹饪方式做出来的食物，一是因为这些烹饪方式做出来的食物比较软烂，容易消化；二是他们认为这些烹饪方式可以最大限度保留食物的营养成分。至于煎、烤、烹、炸等烹饪方式，他们则往往很少采用，认为这些烹饪方式高油脂、高热量，不利于身体健康。那么，烹饪方式真的有优劣之分吗？老年人更适合选择哪些烹饪方式呢？

二、原来如此

进入老龄阶段，人的身心功能出现不同程度的衰退，如咀嚼和消化能力下降，视觉、嗅觉、味觉反应迟缓等。这些变化会增加老年人患营养不良的风险。合理的烹饪方式，有助于平衡营养、安全、美味各方面的关系，能辅助老年人做到平衡膳食、食物多样。

（一）蒸、煮、炖、炒有助健康

与煎、炸、烧烤或生吃等极端方式相比，蒸、煮、炖、炒等烹饪方式更温和可取。首先，蒸、煮和炖的温度在100摄氏度左右，既可以杀死各种病原体，又可以让食物更容易消化吸收；其次，这几种烹饪方式对维生素的破坏较轻，可以更大限度保持食物的营养。炒菜的温度低于油炸或烧烤，但是爆炒时的温度往往比煎炸有过之而无不及，并不可取。

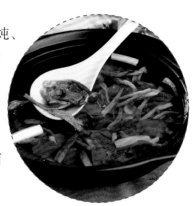

（二）乱炖杂炒更有营养

中式烹调讲究色香味形，健康饮食讲究食物多样化，两者兼得的简便做法是乱炖或杂炒。所谓乱炖就是把不同类别、颜色的食材放在一起炖煮，下锅时要注意不易熟的食材先下锅，易熟的食材后下锅。同时要注意荤素搭配，最好有大豆制品、肉类、鱼虾等高蛋白质食物。

杂炒与乱炖差不多，但要全部选用易熟的、不同颜色的食材，一起下锅炒熟。把多种蔬菜放在一起，不但颜色丰富多彩，而且味道相和，相得益彰。

（三）蔬菜需要特别"保护"

很多人不知道，烹调方式对食物的营养有决定性的影响：蔬菜中维生素 C、叶酸、钾等营养成分都很"娇气"，要么容易随水分流失，要么容易被高温破坏，如果加工方法不得当，这些营养成分甚至会损失 80%。而且，某些蔬菜中一些对健康不利的物质（如菠菜中的草酸、鲜豆角中的凝集素等）需要通过正确的烹调方法加以破坏、去除，否则会影响消化吸收。

（1）蔬菜先洗后切，可以减少维生素和钾水溶性营养素从切口流失，同时要避免切得太碎或切完再洗。

（2）急火快炒可以缩短加热时间，有助于保留蔬菜的更多营养。

（3）提前焯水再烹调，一是能去除菠菜、苋菜等蔬菜所含的大部分草酸，二是有助于去除农药残留。焯水时虽然也会损失一些水溶性的营养素，但焯水会缩短烹饪时间，可以减少加热造成的营养素损失。芹菜、蒜薹、西蓝花、菜花等质地较硬、难以快速炒熟的蔬菜，尤其需要先焯水。正确的焯水方法是开水下锅，水要多，火要猛，尽量缩短焯水时间。

（4）勾芡。炒菜出锅前，调入少量水淀粉勾芡，这样可以避免浪费汤中溶出的维生素和矿物质，对于维生素 C 也有一定的保护作用。

（5）要牢记烹调时破坏蔬菜营养的两个关键因素是加热时间和温度。加热时间越长、温度越高，则营养损失越大。所以，烹饪食物应尽量多采用蒸、煮、快炒等方式，而且不论采用何种方式都不要过火。

（四）肉馅儿更易于消化吸收

老年人胃肠消化能力减退，大块的肉类不易被消化吸收。把各种肉类搅碎或切碎末，加入适量蔬菜碎末、水和调味料制成馅儿，这样荤素搭配的肉馅儿可以包饺子、馄饨、包子或烙馅饼，非常易于消化。

（五）多刺鱼类最好打丸

普通鱼类往往多刺，吃起来不够方便，老人尤其如此。把鱼肉拍碎、剁碎或搅打成鱼泥，做成鱼丸，调味后下沸水锅"汆"一下，则营养丰富，口感细嫩，易于消化，特别适合老年人和儿童。

值得注意的是，超市里出售的鱼丸、虾丸和肉丸往往名不副实，优质肉类比例较低，主要成分多是肥肉、淀粉、胶、肉味香精，脂肪含量高，营养价值较低，不建议选用。

（六）制作肉食用高压锅

高压锅能使烹调温度升高至 108~120 摄氏度，与炒、煎炸或烧烤相比，温度较低，营养破坏较少。高压锅还能缩短加热时间，使肉类原料快速成熟，减少对营养素的破坏。因此使用高压锅有助于保留更多营养素，值得推荐。

（七）煲汤时间不宜过长

煲汤时，很多人认为小火慢炖更容易析出食物营养。实际上，不论哪类汤都含有来自原料的水溶性营养成分，如维生素、矿物质、氨基酸、糖类等，长时间加热会破坏食物的大部分营养物质，降低汤品的营养价值。所以，熬汤的火候和时间要适可而止，不是熬得越久越好。同时，煲汤时应少油、少盐、少糖，即使是冰糖、红糖、蜂蜜等，也不能多加。

（八）烹调加醋有助吸收

醋中的醋酸可以刺激胃酸分泌，有增加食欲、助消化的功效，对患有消化不良、胃酸过少的老年人尤其有益。而且，醋还能使食材中的钙、铁等矿物质更容易溶出，有助于人体吸收。烹调时加醋，还能保护食材中的维生素 C、B 族维生素等，使之免受破坏或破坏较少。这是因为维生素 C、维生素 B_1、维生素 B_2、维生素 B_6 等在酸性条件下更稳定，能减少烹调加热造成的维生素损失。还有研究表明，加醋可以抑制餐后血糖水平升高的幅度。

三、吃出健康

（一）蒜蓉金针菇

食材：金针菇、香葱、蒜末、生抽、蚝油、香油、盐、糖。

做法：

（1）金针菇去根洗净装盘备用；切葱花、蒜末备用。

（2）碗中倒入生抽、蚝油、香油、清水调汁。

（3）起锅烧油，蒜末爆香，加盐、糖（根据个人口味）翻炒，起锅后将蒜末均匀铺在金针菇上。如果吃辣，也可铺上少许剁椒。

（4）浇上调汁，上蒸锅蒸 10 分钟。蒸好后撒上葱花即可。

（二）肉末豆腐

食材：内酯豆腐、猪肉、生姜、青红椒、葱、料酒、胡椒粉、食盐、蒸鱼豉油、香油、花椒。

做法：

（1）打开内酯豆腐（将包装盒的四个角剪下，这样就能轻松将豆腐倒扣在盘子上），切片后均匀铺放在盘子中备用；青红椒切小块，生姜切丝，葱切葱花，备用。

（2）猪肉切末或用搅拌机打成肉泥，用少许姜丝、料酒、胡椒粉、盐腌制 10 分钟左右。

（3）挑出肉泥（或肉末）中的姜丝，将肉泥均匀铺在豆腐上，表面撒一层青红椒块（也可以用剁椒），浇上一层蒸鱼豉油。

（4）水开上锅，蒸 10 分钟左右。

（5）豆腐即将蒸好时，另起锅烧香油，花椒爆香，然后将花椒捞出。豆腐出锅后，将香油趁热浇在肉泥（或肉末）和豆腐上，然后撒一层葱花即可。

（三）百合莲子鸡

食材：母鸡半只，百合 18 克，莲子 60 克，红枣 10 颗，生姜、香葱、盐、料酒适量。

做法：

（1）鸡洗净切块儿，冷水下锅，加香葱、生姜、料酒去腥。

（2）水沸后挑出香葱，撇去浮沫，直至汤清澈透亮。

（3）倒入洗净的百合、莲子、红枣，转小火慢炖 90 分钟。

（4）加入少许食盐调味即可出锅。

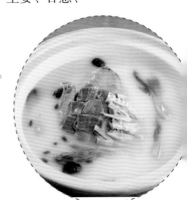

第三节 药食同源 强身疗疾

一、你见过吗？

张仲景，名机，我国著名的医学家，东汉末年南阳郡人。他出生于一个没落的官僚家庭，少时勤奋好学，看到扁鹊医治齐桓公的故事后对医学心生向往。于是，他博览医书，并拜家乡的名医张伯祖为师，刻苦学习医道。他还四处游历，遍访名师，精研医术，最终成为杰出的医学家，被后世尊称为"医圣"。

张仲景少年时被举荐当了官，后来出任长沙太守，然而他仍然心心念念着为老百姓看病。为了方便百姓，他决定每月初一和十五这两天在衙门坐诊，有病的百姓可以直接到大堂上来诊治。百姓们听说这个消息，无不拍手叫好。于是，每逢农历初一、十五，到衙门来找他看病的百姓络绎不绝。

话说这一年的冬月十五，张仲景像往常一样一大早就在衙门坐堂行医。寒冬腊月，天气出奇的冷，在这种天气里，若非有紧急的事情，谁也不愿意出门。所以，张仲景大半天只接诊了寥寥几位患者。快到晌午时分，衙门口忽然传来一阵骚动，张仲景探身往外瞧，只见大门外涌进一大群人，为首的是一位三十多岁的糙脸汉子，背着一个人，一路朝着大堂狂奔而来，边跑边喊："张大人，张大人，快救救我媳妇！"张仲景赶紧把汉子让进大堂，这才发现汉子背着的是一个年轻妇人，妇人裹着厚厚的棉袄，但是依然面色苍白、手脚冰凉，而且精神萎靡、表情痛苦。"张大人，我媳妇生完孩子不久，最近一直怕冷、手脚冰凉，饭量也不好。今天，她突然说肚脐附近痛得厉害，请您一定要救救她！"张仲景赶紧给妇人把脉，四诊合参以后，他判断妇人是产后气血虚弱，又感受寒邪，属中医"寒疝"一证，应当用温阳散寒的方法治疗。虽然知道了妇人的病症，然而用什么方子治疗却让张仲景有些发愁：这名妇人生完孩子后气血亏虚，又病了这么久，导致她胃肠虚弱、虚不受补，普通的汤药根本难以奏效。这可怎么办？

张仲景正在一筹莫展的时候，忽然闻到后堂飘来一阵扑鼻的香味，忙询问下人是何物，原来是夫人看他诊病辛苦，炖了一锅羊肉给他暖身子。"羊肉？有了！"张仲景灵机一动，迅速拿起笔来"唰唰唰"写下一个方子：当归三两，生姜五两。开完药方，他让下人赶紧去抓药，然后把药交给夫人放进羊肉里一起炖一个小时。一个小时后，他盛了两碗用药炖好的羊肉汤交给汉子，让他给妇人慢慢吃下。不一会儿，妇人的腹痛慢慢消失了，手脚也变得有了温度。张仲景又叮嘱汉子，回家后就用当归、生姜炖羊肉给媳妇吃，慢慢调理，她的病就会痊愈。

围观的百姓看到两碗羊肉汤居然有如此神奇的功效，惊叹不已，回家后也纷纷效仿，慢慢地竟成为当地的一种习俗。后来，张仲景把这个方子写进他的著作《金匮要略》中。张仲景可能没料到，这个当归生姜羊肉汤方会成为中国"药食同源"的"食疗第一方"。直到今天，北方还有群众每到冬季就用这个方子进补。

当归生姜羊肉汤方——

寒疝腹中痛，及胁痛里急者，当归生姜羊肉汤主之。

当归三两，生姜五两，羊肉一斤[3]；右三味以水八升，煮取三升，温服七合，日三服。

——《金匮要略·腹满寒疝宿食病脉证治第十》

产后腹中痛，当归生姜羊肉汤主之，并治腹中寒疝，虚劳不足。

——《金匮要略·妇人产后病脉证治第二十一》

---

3 折合现代用量为当归 10 克，生姜 15 克，羊肉 250 克。

二、原来如此

药食同源，指的是药物和食物具有相同起源，有些食物具有治疗疾病的功能。远古时代，人们在寻找食物的过程中，发现一些食物具有缓解、治疗疾病的效果，发挥着可食可药、药食两用的作用，逐渐形成了药食同源理论。药食同源理论自《黄帝内经》而始，经张仲景传承而下。到了唐代，一位名叫孟诜的医药学家集古今大成，写成世界上第一本食疗专著《食疗本草》。明朝李时珍著《本草纲目》，共记载药物1892味，其中食物就占300多味。

（一）把"药"当"食"来吃，真的安全吗？凡是食药两用的，所有人都适合吃吗？

古代医学家将中药的"四性""五味"理论运用到食物中，认为每种食物都具有"四性""五味"。在使用方面，这类食材也要辨证后使用，根据不同的人群、体质、地域、时令和病情等情况，做到"辨证施膳"。因时有春、夏、秋、冬四季之不同，地有东、南、西、北之分，人有胖、瘦、盛、弱之别，所以饮食也应该做到因时、因地、因人制宜，即"三因"制宜。

1.因时制宜 《素问·四气调神大论》里说："春夏养阳，秋冬养阴。"春、夏、秋、冬有"春温、夏热、秋凉、冬寒"的气候变化，会对人体产生一定的影响，因此饮食也要顺应"春生、夏长、秋收、冬藏"的自然规律，根据不同季节的气候特点，考虑不同的搭配。

春季养生，重点在于"养肝、防风邪"，既要助长人体自身阳气，又要注意避免受到风邪侵袭。从药物四气上讲，应多食温补肾阳和疏肝养气的食物；从五味上讲，应多食甜而少食酸（酸入肝，酸味食物会使本就偏亢的肝气更旺盛，进而损伤脾胃），不宜食生冷、肥甘厚味，以免损伤脾阳。

夏季气候炎热，重点在于"调心、防暑邪"，此时人易耗气伤津，饮食应清淡，宜补气养阴、清热祛湿。从四气上讲，多食寒凉滋润的食物，如绿豆、赤小豆、薏苡仁、苦瓜等；从五味上讲，宜多食酸苦；忌食辛辣、温热之品，以免助阳伤津，且同样不宜食过于寒凉、肥甘厚味。

秋季气候干燥，重点在于"调肺、防燥邪"，饮食宜滋阴润肺、兼顾脾胃。从四气上讲，应甘润养肺，不宜过于温热，如进食肉桂、羊肉等；从五味上讲，宜增酸少辛。切忌此时进补，以免滋腻碍胃。

冬季气候寒冷，主收藏，重点在于"补肾、防寒邪"，宜温阳补肾。从四气上讲，饮食应多食温热属性的食物，少食生冷；从五味上讲，应减咸增苦。如羊肉、鸡肉等，可作为冬季御寒的保健食物，要补益适中，防止滥补或虚不受补。

2.因地制宜 我国南方气温偏高，湿气重，食宜清淡、利湿；而西北地区气温偏低，燥气盛，食宜温热、生津、润燥。所以同是温补之剂，北方的药量应重于南方。

3.因人制宜 中医辨证论治的核心即"因人制宜"，小儿脏腑娇嫩、形气未充，故有"脾常不足"的说法，因此，小儿的饮食宜健脾开胃、培本固元，选择性平、易消化的食物。老年人气血阴阳渐衰，宜进食补气助阳或养血滋阴之品，选择清淡、熟软、易消化的食物，可适当添加具有健脾和胃、活血通络、润肠通便、补肾益精、延年益寿等作用的食材药材。女性因有经期、孕期、产后等情况，应注重调理肝、肾、脾三脏；男性应注意养护肝、肾。

（二）哪些食物既是"食"又是"药"呢？

国家卫健委公布的既是食品又是药品的中药材名单：丁香、八角茴香、刀豆、小茴香、小蓟、山药、山楂、马齿苋、乌梢蛇、乌梅、木瓜、火麻仁、代代花、玉竹、甘草、白芷、白果、白扁豆、白扁豆花、龙眼肉（桂圆）、决明子、百合、肉豆蔻、肉桂、余甘子、佛手、杏仁、沙棘、牡蛎、芡实、花椒、赤小豆、阿胶、鸡内金、麦芽、昆布、枣（大枣、黑枣、酸枣）、罗汉果、郁李仁、金银花、青果、鱼腥草、姜（生姜、干姜）、枳椇子、枸杞子、栀子、砂仁、胖大海、茯苓、香橼、香薷、桃仁、桑叶、桑椹、橘红、桔梗、益智仁、荷叶、莱菔子、莲子、高良姜、淡竹叶、淡豆豉、菊花、菊苣、黄芥子、黄精、紫苏、紫苏子、葛根、黑芝麻、黑胡椒、槐米、槐花、蒲公英、蜂蜜、榧子、酸枣仁、鲜白茅根、鲜芦根、陈皮、薄荷、薏苡仁、薤白、覆盆子、藿香。

2014年新增：人参、山银花、芫荽、玫瑰花、松花粉、粉葛、布渣叶、夏枯草、当归、山奈、西红花、草果、姜黄、荜茇，在限定使用范围和剂量内作为药食两用。

2018年新增：党参、肉苁蓉、铁皮石斛、西洋参、黄芪、灵芝、天麻、山茱萸、杜仲叶，在限定使用范围和剂量内作为药食两用。

（三）我们把"药食同源"的宜忌通俗地概括为三句话

（1）不是所有药材都可以拿来煲汤。

（2）能拿来煲汤的不一定适合你的体质。

（3）即使药材适合你的体质，也要讲究与其他食材的配伍，不是用量越大越好、食用频率越多越好。

作为食疗主体的老百姓应自觉主动拒绝"盲目进补"，不滥用"药物食品"，提升明辨药物、食品的能力，走出"药食同源"的认知误区。

三、吃出健康

中医理论认为，一年之中，四时有寒热温凉之变化，都是阴阳彼此消长的结果。由春到夏是阳长阴消的过程，由秋至冬是阴长阳消的过程，春夏属阳、秋冬属阴。自然节气也随着气候的变迁而发生春生、夏长、秋收、冬藏的变化。基于这些观念，中医养生理论认为人在春夏之时应保养阳气，秋冬之时保养阴气，所以历来有"春夏养阳，秋冬养阴"之说。这就要求人们除精神活动、起居作息外，饮食五味也要根据四时的变化进行适当的调节。

（一）春季养生美食：二芽小烧饼

食材：炒麦芽 30 克，炒谷芽 30 克，炒鸡内金 30 克，面粉、酵母、黑芝麻、食用油各适量。

做法：

（1）炒麦芽、炒谷芽、炒鸡内金用研磨机打碎，筛去粗颗粒，留细粉备用。

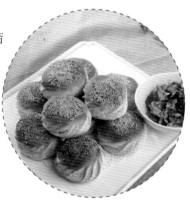

（2）取适量二芽、鸡内金粉，加入面粉、酵母搅匀，温水和面，醒发至两倍大。

（3）取大小适中的面团，擀圆，蘸适量黑芝麻；电饼铛内刷食用油，烙成两面金黄的小饼，即可。

功效：行气消食，健脾开胃。

（二）夏季养生美食：酸梅汤

食材：乌梅、山楂、陈皮、甘草、桂花、玫瑰茄、冰糖各适量。

做法：

（1）准备食材，把食材清理干净。

（2）将准备好的乌梅、山楂、陈皮、甘草、玫瑰茄一起用水浸泡15分钟左右，准备下锅。

（3）把泡好的乌梅等连料带水全倒入锅里面煲煮。

（4）煮大概 10 分钟后，加入桂花、冰糖再煮 5 分钟，即可饮用。

功效：消食和中，生津止渴。

（三）秋季养生美食：银耳百合炖雪梨

食材：雪梨 1200 克，银耳 30 克，百合 10 克，枸杞子 10 克，冰糖 30 克。

做法：

（1）雪梨削去皮，去掉梨核，切块；银耳、百合、枸杞子分别用水洗净，银耳用水浸泡发后撕成小朵。

（2）把撕好的银耳放入炖盅内，加入清水，大火烧开后盖好盖，改用小火炖 1 小时左右。

（3）当银耳软烂时，再放入洗好的百合、枸杞子、冰糖及雪梨块，继续用小火炖 30 分钟左右。

（4）当梨块软烂时，即可食用。

功效：润肺止咳，清心安神。

（四）冬季养生美食：阿胶膏

食材：阿胶 250 克，黑芝麻 150 克，核桃仁 150 克，黄酒、冰糖等。

做法：

（1）阿胶打粉，倒入适量黄酒泡软泡透。

（2）黑芝麻、核桃仁炒香备用。

（3）将已泡软的阿胶连同黄酒一起倒入锅中，加冰糖粉适量搅拌均匀，大火熬至开锅，转小火熬至挂旗。

（4）加入事先炒好的黑芝麻、核桃仁（可依个人口味加入红枣、枸杞、西洋参、玫瑰花等），搅拌均匀，冷却，切块即可。

功效：养气补血，滋阴润肺，美容养颜，改善睡眠。

第四节　切勿轻信饮食谣言

一、你见过吗？

俗话说"儿行千里母担忧"，而这句话在我家里则正好反过来——母在千里儿担忧。为什么这么说？因为老妈快被朋友圈里各式各样的饮食谣言搞得走火入魔，而老爸也被老妈折腾得苦不堪言，我在外地还得三天两头做他们的"思想工作"，一家人被闹得鸡犬不宁。

老妈和老爸前些年退休后，并没有像其他老人那样感到失落，老两口旅游、种菜，本来小日子过得挺好，可是自从老妈学会了用智能手机，一切就都变了样：她一边关注着朋友圈里的各种"长寿秘诀"，一边亲自操刀实践。朋友圈里那些打着"长寿""健康"幌子的饮食谣言，让我和我爸几乎发狂。

老妈先是看文章听信了"酸性体质是百病之源"的说法，花了几千元买回一台"能造碱性水"的饮水机。后来她看朋友圈说菠菜不能和豆腐搭配，从此以后菠菜和豆腐就没有同时在我家餐桌上出现过。有文章说每人每天摄入鸡蛋不要超过一个，于是我们家的餐桌上就出现了番茄酱炒西红柿这样的组合，原因是他俩早上已经各吃过一个鸡蛋了。再后来，老妈不知道从哪儿看到"牛奶也有激素，多喝容易致癌"，她干脆直接把喝了十来年的早餐牛奶给退订了……老妈这么折腾，老爸有苦说不出，他只好背后向我"告状"。我苦口婆心地当起了家里的"辟谣大使"和老妈的"科普小卫士"。

二、原来如此

随着智能手机的普及和短视频平台的崛起，如今人人都有自己的发声渠道，也正因如此，造谣传谣的门槛变得很低，饮食和营养领域则一直是谣言的重灾区。很多关于饮食、营养的谣言在网上不断花样翻新,这些片面的、错误的、虚假的所谓"知识"和"真相",对老年人的影响尤为突出:他们对健康更为关注,但对谣言的甄别能力不强,更易被误导。实际上,这些谣言都不新鲜,都是一些"千年老谣"的翻版或变种。

(一)酸碱体质属忽悠

酸碱体质是一个广泛流传的骗局:人体内有一个酸碱平衡的调节体系,通过血液循环将酸碱度维持在 7.4 左右。我们无论吃的是酸性食物还是碱性食物,都会通过肾脏排泄多余的酸碱物质,通过肺部呼出酸性的二氧化碳,体液起到最大的缓冲作用。如果没有严重的代谢性疾病,无论我们吃什么食物,体内的血液酸碱度是基本不变的。总之,谈酸碱体质根本不科学。从营养学角度来说,酸性食物一般为动物性食物,碱性食物一般为蔬菜和水果,多吃蔬菜和水果能够预防癌症和慢性病的发生,但是这个并非和它们的碱性成分有关,而是和蔬菜水果的多种微量元素、膳食纤维、矿物质等有关;大量吃动物性食物,可能由于脂肪摄入过度导致患肥胖、动脉硬化的风险增高,并非动物性食物的酸性成分导致的。

(二)鸡蛋的"土洋之争"

土鸡蛋比洋鸡蛋更有营养吗?首先,口感上二者确实有差别,土鸡蛋吃起来明显比洋鸡蛋更香一些、口感更好一些。其次,营养方面二者也略有差别,然而这种差别不是特别大。根据 2014 年版的《中国食物成分表》,土鸡蛋和洋鸡蛋的检测数据显示:相比洋鸡蛋,土鸡蛋的蛋白质、碳水化合物、胆固醇、钙、锌、铜、锰的含量略高一些,而脂肪、维生素 A、维生素 B_2、烟酸、硒等含量略低,其他营养素差别不大。

(三)关于牛奶的谣言

(1)空腹不能喝牛奶。其实空腹喝牛奶,牛奶中的脂肪和乳糖可以提供能量,不会造成蛋白质的浪费。有研究表明,牛奶中的总乳清蛋白具有抗微生物感染及控制黏膜炎症的作用,因此饮奶不会伤胃,反而有利于胃部健康。由于人的个体差异,有的人喝牛奶后出现腹胀、腹泻等不适现象,可能是自身乳糖不耐受造成肠胃的不适。

(2)牛奶不能和水果一起吃的原因是牛奶中含有 3% 左右的蛋白质,蛋白质在某些物理或化学因素的作用下会发生内部结构和性质的改变,导致其理化性质的改变和生物活性的丧失，这种现象称为蛋白质变性。蛋白质变性后理化性质发生改变，如溶解度降低而产生沉淀。当加入酸度较低（如橙汁）的果汁，牛奶的酸度随之降低，降低到牛奶的等电点附近时，酪蛋白会发生凝集、沉淀，产生絮状沉淀。如果加入的果汁偏中性，如香蕉、木瓜等，则不会产生上述情况。牛奶中含有多种人体所必需的营养素，是营养比较全面、丰富的一种食物。水果中富含维生素、矿物质、膳食纤维和有益健康的生物活性物质，偏中性的水果和牛奶可以一起吃。

（四）素食不一定健康

清淡饮食不等于吃素。清淡饮食是在食物多样化的基础上合理进行搭配，特点是保持食物原有的味道，口感清淡，营养丰富，易于消化。如五谷杂粮粥，确实杂粮丰富多样，但缺乏肉、蛋、奶、豆、蔬菜和水果等食物的摄入，营养摄入不均衡，粥的热量低，长期可导致营养不良。

（五）蛋白粉非必需品

每一种食物都或多或少地含有蛋白质，我们很容易从食物中获得，健康的人一般不会缺乏蛋白质，过量摄入蛋白质，反而会加重肾的排泄负担。

三、吃出健康

进入老年阶段，身心功能出现不同程度的衰退，味觉和嗅觉功能下降，导致对食物的口味感知减弱、食欲降低，进而影响对营养均衡饮食的追求，增加老人营养不良的风险。老年人更应抵制饮食谣言，做到均衡饮食、食物多样、合理搭配，注意食物选择。

（一）食物要多样、勿精细

除常吃的米饭、馒头、花卷等主食外，还可以选小米、玉米、荞麦、燕麦等各种杂粮谷物；此外，红薯、山药、芋头也可作为主食。

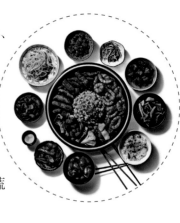

（二）足量、多样摄入蔬菜

保证每日摄入足量的新鲜蔬菜，注意选择种类的多样化，多吃深色的蔬菜及十字花科蔬菜，如白菜、包菜、芥菜等。每日蔬菜摄入推荐量为 300~400 克，其中深色蔬菜占一半。

（三）多吃不同种类的水果

不宜在一段时间内只吃一种水果，每种吃得量少些，品种多一些，如苹果、梨、香蕉、橘子、柚子、西瓜、猕猴桃、芒果等换着吃。

（四）保证优质蛋白质供应

常吃鱼、禽、蛋和瘦肉类，平均每日摄入鱼虾类食物 40~50 克，蛋类 40~50 克，畜禽肉（瘦）40~50 克，摄入总量争取达到平均每日 120~150 克。各餐都应有一定量的动物性食物。

（五）摄入多种豆类、奶类

每日应摄入 300~400 克鲜牛奶或相当量的奶制品。乳糖不耐受的老人可以考虑饮用低乳糖奶或酸奶。同时，每日应摄入 30~50 克的大豆或相当量的豆制品，如豆浆、豆腐、豆腐干等。

（六）饮食清淡，少油限盐

饮食宜清淡，平均每日烹调油食用量控制在 20~25 克，尽量使用多种植物油。减少腌制食品，每日食盐摄入量不超过 5 克。

（七）食物细软，少量多餐

老年人的食物应细软，切碎煮烂，不宜提供过硬、大块、过脆、骨或刺多的食物。通过烹调和加工改变食物的质地和性状，易于咀嚼吞咽。进餐次数宜采用三餐两点制。

（八）愉快进餐，饭菜卫生新鲜

营造温馨愉快的进餐环境和氛围，需要时由家人陪伴，食物要新鲜卫生。

（九）主动饮水，以白开水为主

主动、少量多次饮水。饮水量应随着年龄的增长有所降低，推荐每日饮水量为 1.5~1.7 升，以温热的白开水为主，也可饮淡茶水。

（十）合理补充营养，预防营养不足

膳食摄入不足时，合理使用营养补充剂，具体可咨询当地医院的临床营养师。

食谱举例

早餐：

（1）山药红枣粥（山药 50 克、大米 25 克、红枣 5 克，共熬粥）。

（2）芝麻拌菠菜（菠菜 100 克、白芝麻 5 克、橄榄油 3 克、精盐 0.5 克，菠菜焯水后凉拌）。

（3）水煮蛋 1 枚。

（4）牛奶 250 毫升。

加餐：苹果 100 克。

午餐：

（1）二米饭（稻米 75 克、小米 25 克）。

（2）胡萝卜香菇炒鸡块（鸡胸肉 75 克、胡萝卜 75 克、香菇 25 克、生抽 3 克、姜 3 克、精盐 0.8 克，清炒）。

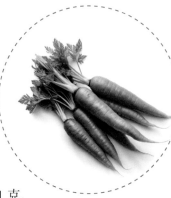

（3）木耳西芹（西芹 100 克、黑木耳 15 克、大豆油 3 克、精盐 0.8 克，清炒）。

（4）番茄豆腐汤（番茄 50 克、豆腐 50 克、豆油 1 克、精盐 0.5 克，番茄翻炒出汁，加水后烩入豆腐焖煮，加盐调味，可勾芡）。

加餐：酸奶 100 毫升。

晚餐：

（1）芝麻花卷 50 克。

（2）蒸紫薯 100 克。

（3）三蔬炒虾仁（虾仁 75 克、青笋 50 克、胡萝卜 50 克、彩椒 25 克、葵花籽油 3 克、精盐 0.8 克，清炒）。

（4）蒜蓉娃娃菜（娃娃菜 100 克、蒜蓉 5 克、豆油 3 克、精盐 0.8 克，清炒）。

（5）蛋花汤（鸡蛋 1 枚、黄瓜片 25 克、精盐 0.5 克，做汤）。

第二章

高龄老人
咋吃才健康

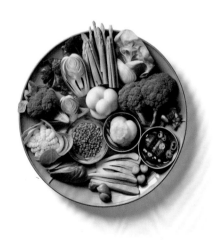

第一节　购买食品　细读标签

一、你见过吗?

你知道吗? 一瓶容量 500 毫升的可乐差不多含有 50 多克精制糖!

你知道吗? 一袋方便面的含盐量就超过人一天的正常所需!

"牛奶乳"到底是奶还是含乳饮料? 二者的营养价值一样吗?

有些食品看上去一点也不油腻, 但它却是高脂肪、高热量的"含油大户", 你知道怎么让它现出原形吗?

大量食用含反式脂肪酸的食物会让心脏病、糖尿病等疾病的发病率大大增加, 那么你知道怎样选择无反式脂肪酸的食品吗? 标注"不含反式脂肪酸"的食品, 真的不含反式脂肪酸吗?

……

很多高龄老人, 由于患有高血压、高血脂、糖尿病等慢性疾病, 被医生告诫限盐限糖饮食。然而, 随着现代食品加工业的发展, 很多明明不怎么咸的食品偏偏是含盐大户, 明明不怎么甜的食品也可能含糖量爆表。仅靠口感, 人们已经很难判断一些食物的含糖量、含盐量, 以及这类食品自己能不能吃。

如何去鉴别? 其实只要我们稍加留意, 食品的这些"小秘密"都会通过它们的"身份证"——标签反映出来。不管是含糖量、含盐量、脂肪含量, 还是添加了哪些食品添加剂, 标签都一目了然。所以, 老年人学会看食品标签尤为重要。

那么, 食品标签应当如何读呢? 下面我们逐一介绍。

二、原来如此

(一) 看配料表

食品的营养品质, 本质上取决于原料及其比例。法规要求, 食品中含量最高的成分应当排在配料表的第一位, 最少的应排在最后一位。例如, 某麦片产品的配料表上写着"米粉、蔗糖、麦芽糊精、燕麦……"说明其中的米粉含量最高, 蔗糖次之,燕麦则更少。这样的产品，其营养价值可想而知。如果产品的配料表上写着"燕麦、米粉、蔗糖……"则其主要成分是燕麦，品质显然比前者好得多。

营养成分表				
项目	面饼 每份(82.5克)	营养素参考值%	调料包 每份(30克)	营养素参考值%
能量	1562千焦	19%	444千焦	5%
蛋白质	6.7克	11%	2.0克	3%
脂肪	15.3克	26%	9.6克	16%
一反式脂肪酸	0克		0克	
碳水化合物	51.9克	17%	3.2克	1%
钠	854毫克	43%	2916毫克	146%
调料包请依个人口味酌量添加。				

在超市购物，常常看到无淀粉火腿，纯肉的产品。不过，没有放淀粉就等于纯肉吗？就等于健康和安全吗？未必。很多消费者不仔细看产品标签。随意取下某个品牌的300克火腿，标签上面写着以下配料：猪肉、鸡肉、水、淀粉（≤6%）、植物蛋白、食用盐、白砂糖、香辛料、增稠剂、水分保持剂、增味剂、食用香精、D-异抗坏血酸钠、着色剂、亚硝酸钠、乳酸链球菌素。这种产品的原料显然不是纯肉，不过问题还不仅仅在于6%的淀粉，还在于淀粉前面的水。也就是说，在肉里面加了水。这些水，一是来自6%淀粉吸的水，二是来自植物蛋白，就是大豆蛋白提取物，它也能结合水分；三是来自增稠剂，比如卡拉胶之类，它们和水能形成冻状，吃起来口感挺嫩；四是来自水分保持剂，往往是聚磷酸盐一类，它们能提高肉类蛋白质的吸水能力。当然，过多的磷会妨碍钙的吸收利用，肉里面的磷本来就够多了，而钙少得可怜。

总而言之，鲜嫩而有弹性的火腿，除了肉之外，很大程度上是靠水撑起来的。哪怕不加淀粉，其他几种配料也会让它吸很多水。本来肉类烹调之后应当缩水变硬，十斤肉煮后就会变成七八斤。而那些切开就水汪汪甚至嫩得能弹起来的产品，可想而知其中有多少水分。

这种产品的鲜美滋味则是来自于盐、糖、香辛料，增味剂贡献也绝对不小，通常就是味精和呈味核苷酸之类的复配鲜味剂。同时，亚硝酸钠超标也是我们需要考虑的，红色的着色剂会让消费者增加购买欲望。

（二）看食品添加剂

目前对食品添加成分的标注也越来越严格了，不能简单用"色素""甜味剂"等模糊的名称，而必须注明其具体名称。这样，消费者可以从配料表中直接看到一些自己平日见不到的名称，比如"柠檬黄""胭脂红""阿斯巴甜""甜蜜素"等，这些通常意味着食品中含有某些食品添加剂。

（三）看营养素含量

对很多食物来说，营养素是人们追求的重要目标。而对于以口感取胜的食物来说，也要小心其中的能量、脂肪、饱和脂肪酸、钠和胆固醇含量等指标。例如，购买豆浆粉显然是为了获得其中的蛋白质和其他营养成分，通常蛋白质含量越高的产品，表示其从大豆中摄取的成分越多，健康作用也就更大。因此，一个蛋白质含量 ≥ 20% 的产品，通常会优于一个蛋白质含量 ≥ 16% 的产品。反式脂肪酸在我们的生活中十分常见，在超市的货架上随便拿起一包零食，可能上面都写着"反式脂肪酸"五个字，但许多人都不把它当一回事，殊不知，它竟悄悄危害着人们的健康。食品中的反式脂肪酸主要有两种来源：

1. 天然来源 主要存在于反刍动物中，如牛羊的脂肪与奶制品，一般含量相对较低。

2. 加工来源 主要是由植物油氢化加工、高温精炼产生。此外，在食物煎炒烹炸过程中，油温过高且时间过长，也会产生少量反式脂肪酸。

反式脂肪酸的加入可以增添食品酥脆的口感、利于食品长期保存，主要集中在以下几类食物中：

烘烤食物：可分为面包、蛋糕、饼干和糕点四类，其中以威化饼干、泡芙、牛角包 / 羊角包等反式脂肪酸含量最高。

植物油：如棕榈油、玉米油、葵花籽油、菜籽油和调和油等。

速食食品：如比萨、汉堡、泡面等。

调味品：如固体汤料、花生酱、辣酱等。

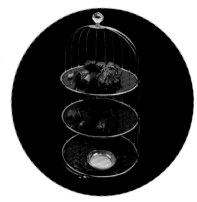

巧克力、糖果：其中以代可可脂巧克力和太妃糖含量较高。

小吃：主要集中在含油量较高或经过油炸的食品中，如麻花、馅饼、炸薯条等。

固体饮料：奶精中的反式脂肪酸含量较高。

反式脂肪酸的危害如下：

（1）增加心血管疾病风险。现已有较多研究表明，过多摄入反式脂肪酸，会升高低密度脂蛋白胆固醇（坏胆固醇）水平，降低高密度脂蛋白胆固醇（好胆固醇）水平，增加动脉硬化和血栓风险。

（2）容易增肥。反式脂肪酸不易被人体消化，而且在体内代谢需要的时间长，容易在腹部积累，导致内脏脂肪含量增加。

（3）可能诱发糖尿病。相关研究表明，长期过量摄入反式脂肪酸，会导致机体对胰岛素敏感性降低，容易引发 2 型糖尿病。但有趣的是，一些天然的反式脂肪酸，如棕榈烯酸、异油酸等却可以降低 2 型糖尿病的发病风险。

（4）影响发育。如果在怀孕期间或哺乳期间的妇女摄入反式脂肪酸较多，会给胎儿或婴儿的发育带来影响。此外，有研究表明，反式脂肪酸还会影响青少年必需脂肪酸的吸收，影响生长发育及神经系统健康。

那是不是意味着这些含有反式脂肪酸的食物我们都不能吃了呢？事实上，那些不谈具体摄入量就谈危害的言论都是伪科学。根据 2011 年的食品摄入数据，我国人群整体反式脂肪酸摄入情况并不严重。另外，我国 2013 年开始实行的《预包装食品营养标签通则》（GB 28050—2011）规定：食品配料含有或生产过程中使用了氢化和（或）部分氢化油脂时，在营养成分表中应标示出反式脂肪（酸）的含量。为此，不少企业已经开始重视降低反式脂肪酸含量了。所以，尽管反式脂肪酸危害不小，大家应该尽量减少摄入量，但也不必谈虎色变。

《中国居民膳食指南（2022）》建议，成年人每日反式脂肪酸摄入量不超过 2 克。世界卫生组织（WHO）也建议控制每日反式脂肪酸的供能在 1% 以下，也就是限制在 2.2 克以内。

是不是标签上标 0 就是安全的呢？根据《预包装食品营养标签通则》（GB 28050—2011）规定，反式脂肪酸只要含量 ≤ 0.3 克 /100 克，就可以标示为 0，毕竟食品原料里也可能自带一些反式脂肪酸。所以规定必须是 0 才能标 0 是不现实的。但是，也不要因为反式脂肪酸含量是 0，就觉得可以放开吃，这些食品里有可能还含有不少糖、饱和脂肪这些其他不健康的成分。购买食品前仔细阅读食品营养成分表可以帮助我们判断食物中反式脂肪酸的情况，首先看是否含有代可可脂、植脂末、人造黄油、人造奶油、起酥油、棕榈油、氢化植物油、精炼植物油这些常见的反式脂肪酸的别称；其次是看其含量，选择不含反式脂肪酸或者反式脂肪酸含量较少的食物。

（四）看产品重量、净含量或固形物含量

有些产品看起来可能便宜，但如果按照净含量来算，很可能反而比其他同类产品昂贵。

（五）看生产日期和保质期

保质期指可以保证产品出厂时具备的应有品质，过期产品品质有所下降，但很可能仍然能够安全食用；保存期或最后食用期限则表示过了这个日期便不能保障食用的安全性。

在保质期之内，应当选择距离生产日期最近的产品。虽然没有过期，意味着食物仍具有安全性和口感，但毕竟随着时间的延长，其中的营养成分或保健成分会有不同程度的降低。

例如，某种酸奶的保质期是 14 天，但实际上，即便在冰箱中储藏，其中的乳酸菌活菌数量都在不断降低。所以，为了获得其中的健康益处，最好能够选择距离生产日期最近的酸奶。

（六）看认证标志

很多食品的包装上有各种质量认证标志，比如有机食品标志、绿色食品标志、无公害食品标志、QS 标志等，还有市场准入证明。这些标志代表着产品的安全品质和管理质量，消费者可以在网上查询其具体含义。在同等情况下，最好优先选择有认证的产品。

第二节　选购饮品　擦亮双眼

一、你见过吗？

随着生活水平的提高，人们越来越注重养生。尤其是老年人，吃什么、喝什么、穿什么、用什么，都有讲究。就拿喝来说，有很多老年人在饮品的选择上就犯了难——到底喝什么好？

说到饮品，中国最悠久的饮品莫过于茶。传说人们认识茶的功效并开始饮茶源于炎帝神农氏：某天，神农氏在山间专心研究药性，他的旁边烧着一锅热水。突然，一阵清风拂过，有几片"树叶"恰巧落进了水里，神农氏一点儿也没有觉察。过了许久，他顺手舀出一瓢凉白开解渴，却发现今天的水味道怪怪的，微苦、微涩却有淡淡的回甘。他很好奇，仔细查看烧水的锅子，这才发现水中不知何时落进了几片奇怪的叶子。神农氏于是在附近找到很多这种奇怪的"树叶"并带回家仔细研究，发现这种叶子泡水不仅很解渴，而且有生津止渴、清热解暑、降火明目等功效。在神农氏的引领下，这种神奇的树叶很快受到大家的欢迎，成为人们清心除烦、解渴消腻的宝贝。

然而，汝之蜜糖、彼之砒霜，茶叶虽好，却不是所有人都适合的。以绿茶为例，失眠患者和患有口腔溃疡或消化道溃疡的患者就不宜饮用。患者老张就是一个典型的例子。他是一位老茶客，每天早起第一件事就是泡一杯酽茶，白天是茶杯不离手。用他的话说，"一壶茶，一包烟，快活似神仙"。然而自从患上了胃溃疡，再也不见他整天抱着茶杯了。消化科医师叮嘱他，绿茶富含茶多酚、咖啡因等成分，对胃黏膜有刺激作用，让他少喝茶。开始的时候他不信邪，在家瞅着老伴不注意就喝几口。然而每次偷喝之后，他的胃就"闹情绪"，百试百灵。之后，他就再也不敢嘴馋偷茶喝了。

不仅是茶，碳酸饮料、咖啡饮料等都有一定的禁忌人群，老年人在选择饮品时一定要弄清楚自己是否适合。

二、原来如此

按照我国《饮料通则》（GB/T 10789—2015）分类，我国饮料可分为碳酸饮料类、果汁和蔬菜汁类、蛋白饮料类、饮用水类、茶饮料、咖啡饮料、植物饮料、风味饮料等11类。

除了我们所熟知的可乐、汽水等碳酸饮料，最常见的就是果汁饮料和蔬菜汁饮料了。果汁饮料和蔬菜汁饮料类是指用水果和（或）蔬菜等为原料，经加工或发酵制成的饮料，包括100%果汁（蔬菜汁）、果汁和蔬菜汁饮料、果肉饮料、发酵型果蔬汁饮料等。其中，果汁饮料和蔬菜汁饮料的果汁、蔬菜汁含量须在10%以上，水果饮料的果汁含量须在5%以上。

其次就是蛋白饮料类。它们是指以乳或乳制品，或含有一定蛋白含量的植物的果实、种子或种仁等为原料经加工制成的饮料，包括含乳饮料、植物蛋白饮料、复合蛋白饮料。其中，含乳饮料又包括配制型含乳饮料和发酵型含乳饮料，这两类含乳饮料中乳蛋白质含量须在1%以上；含乳饮料也包括乳酸菌饮料，乳酸菌饮料乳蛋白质含量须在0.7%以上。植物蛋白饮料包括豆奶、豆奶饮料、椰子汁、杏仁露、核桃露、花生露等，其蛋白质含量须在0.5%以上。而且大部分都含有添加剂、糖分等，所以老人想通过这类饮料补充蛋白质等营养物质，要三思而后行。

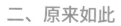新鲜的果汁：榨汁会导致营养素严重流失，因为蔬果里含有复杂超微结构，高速旋转的刀头会把大部分细胞破坏掉，糖分也容易超标。有实验研究表明，黄瓜在

榨汁前后对比，维生素 C 的破坏率高达 80%。而且，榨汁之后有很多不溶性物质如钙、铁、纤维都滞留在水果渣中，造成流失。但是也要因人而异，如对于在病榻上、咀嚼消化不好、旅途中、宴会上的人群，用鲜榨的果汁作为辅助饮品更方便，也会比其他饮料有营养。

咖啡：这些年爱喝咖啡的人也越来越多，咖啡富含黄酮类的抗氧化物质，每天适量饮用咖啡可以降低患多种慢性疾病的风险，但其中的咖啡因会使人变得兴奋。

考虑到咖啡因的代谢时间，不建议大家在下午 4 点钟以后饮用。另外，心脏、胃肠敏感的人群也不建议喝咖啡。咖啡也能增加钙流失。如果有骨质疏松症状，也需要更加注意。有研究证明，运动前 40 分钟喝咖啡，咖啡因会把脂肪酸动员到血液中去，让你在运动时更容易燃烧脂肪。但如果刚喝了咖啡就运动，或者一边运动一边喝咖啡，咖啡因来不及发挥上述积极作用，反而会妨碍血管扩张，心肌血流就会减少，使人在运动中无法得到足够的能量。

酒：各种酒中含乙醇浓度，烈性酒（如白酒、白兰地、威士忌等）一般为 40%~60%，葡萄酒一般为 10%~25%，黄酒一般为 12%~15%，啤酒一般为 3%~5%。饮酒后有 80% 的乙醇可以被迅速吸收，其中 90% 在肝内代谢。乙醇主要在肝脏经乙醇脱氢酶（ADH）氧化分解为乙醛，乙醛又经乙醛脱氢酶分解为无害的乙酸，喝酒容易脸红，代表身体缺乏这一种或两种酶，会对肝脏产生损害。

研究表明，酒精是高热量物质，1 克酒精可以产生 7 千卡的热量，但营养素的含量却很少，如果长期大量饮酒可能导致体重增加，甚至患上肥胖症。有人喜欢饮酒却不加节制，甚至以饮酒代替食用主食，这样容易导致营养素失衡，长此以往可能导致营养不良，严重时造成酒精性肝硬化，影响身体健康。糖尿病患者空腹喝酒甚至在注射完胰岛素后，不吃主食直接饮酒，酒精可能抑制肝糖原分解及糖异生作用，增强胰岛素的作用，导致血糖水平突然下降，从而发生低血糖反应，甚至有生命危险。长期大量饮用烈性酒还可能使血脂水平升高、动脉硬化，引起脂肪肝甚至肝硬化，或增加心脑血管疾病发生的危险性。不合格的白酒中往往含有超标的有毒成分——甲醇，它可以直接损害末梢神经，可能加重对糖尿病患者周围神经的损害。此外，饮酒过多可导致事故及暴力的发生率增加，对个人健康、家庭与社会的稳定都是有害的。所以，我们应该严禁酗酒。

同时，白酒中含多种氨基酸、维生素 C（长期放置后部分维生素会衰减）、各种矿物质等营养成分；而啤酒一般含有 5% 的碳水化合物、17 种氨基酸、多种维生素及钙、磷、铁等微量元素。适量饮酒可促进胰液等部分消化液分泌，适量饮用红酒可以预防心血管疾病。

中国营养学会建议，成年人适量饮酒的限量值是成年男性一天饮用酒的酒精量不超过 25 克，相当于啤酒 750 毫升，或葡萄酒 250 毫升，或 38 度的白酒 75 克，或高度白酒 50 克；成年女性一天饮用酒的酒精量不超过 15 克，相当于啤酒 450 毫升，或葡萄酒 150 毫升，或 38 度的白酒 50 克。

三、吃出健康

（一）最好的饮品是水

水约占一个健康成年人体重的 50%~60%，由于受年龄、身体活动、环境温度等因素影响，人体对水的需求量会改变，一般来说，在温和气候下生活的轻体力劳动的老年人每日饮水量为 1500~1700 毫升。在高温下工作或者劳动强度比较大的人，每日的需水量可以从 2 升到 16 升不等，同时需要考虑补充淡盐水。

1. 饮水的时间和方式　饮水时间应分配在一天中任何时刻，喝水应该少量多次，每次 200 毫升左右（1 杯）。早晨空腹饮下的水在胃内只停留 2~3 分钟，之后会很快进入小肠，再被吸收进入血液，1 小时左右就可以补充给全身的血液，纠正夜间的高渗性脱水。所以，早晨起床后可空腹喝一杯白开水。那么，早上喝淡盐水可以吗？不行！喝盐水反而会加重高渗性脱水，令人更加口干。另外，早晨是人体血压升高的第一个高峰，喝盐水会使血压更高。

2. 不宜饮用生水和蒸锅水　很多老人有饮用天然井水、泉水等生水的习惯，觉得这些生水里含有丰富的矿物质，更有利于身体健康。其实不然！老年人消化系统功能变弱，河水、泉水、井水等虽然含有矿物质，但可能有各种肉眼不可察的微生物及寄生虫，直接饮用可能会导致急性肠胃炎、寄生虫感染、痢疾等疾病。蒸锅水就是蒸饭、蒸馒头的水，特别是反复使用的蒸锅水，其中原有的重金属和亚硝酸盐会浓缩，摄入过多会对人体造成危害。例如，亚硝酸盐能使血液中携氧的低铁血红蛋白氧化成高铁血红蛋白，失去携氧能力。而且，亚硝酸盐进入胃中还会产生亚硝胺这类致癌物质。

（二）饮茶也要分人群

茶叶中含有多种对人体有益的成分，如茶多酚、咖啡碱、茶多糖等。茶多酚、儿茶素等活性物质可以使血管保持弹性，还能消除动脉血管痉挛，防止血管破裂。有研究表明，长期饮茶可能对预防心血管病和某些肿瘤有一定益处。同时，茶叶中含有丰富的微量元素，特殊情况下可以作为其补充来源。

需要注意的是，长期大量饮用浓茶会影响消化功能。茶叶中的鞣酸会阻碍铁质的吸收，特别是缺铁性贫血的人，应该注意补充富含铁的食物。而且一般空腹和睡前不应饮浓茶，空腹饮茶会冲淡胃液，降低消化功能，影响食欲或消化吸收；睡前喝茶易使人兴奋，更难以入睡。

很多人喜欢用茶解酒，这一做法其实不可取。饮酒后，酒中的乙醇通过胃肠道进入血液，在肝脏中进行新陈代谢转化为乙醛，进而转化成乙酸，之后乙酸分解成二氧化碳和水排出。而茶叶中的茶碱可以迅速对肾脏发挥利尿作用，从而促进尚未分解的乙醛过早进入肾脏。乙醛是一种对人体有较大刺激性的有害物质，对肾脏损伤很大。经常酒后喝浓茶的人易患肾病。医学研究还表明，酒精对心血管有很大的刺激性，而浓茶也有使心脏兴奋的作用，喝完酒再喝茶，更增加了对心脏的刺激，这对于心脏功能不好的人来说是很不利的。所以，酒后特别是醉酒后最好不要立即喝茶，尤其不能喝浓茶，以免损伤身体，甚至诱发不测。

第三节　膳食纤维　足量摄入

一、你见过吗？

熟悉风湿免疫科的人都知道，这个科室和医院的其他科室有些不一样：有些时候，在患者看来风马牛不相及的一些习惯或行为，却是我们眼中的致病元凶，以至于很多患者难以接受，或认为我们胡说八道。曾经我就遇到过这样一位患者。

这位患者长得白白胖胖，猛然一看，面色红润、精神及体态也无异样，似乎是一位健康的人。然而，仔细观察就会发现，他面泛油光，指关节稍粗大发红，小臂不灵活，行走时有痛苦面容。果然，这位患者说他有痛风和胰腺炎病史 20 年了，而且曾因为胰腺炎住过 3 次院。此次前来体检，体检报告显示他的血压、血糖、血淀粉酶、脂肪酶虽然正常，但是血尿酸值为 737 微摩尔每升（参考范围 208~428 微摩尔每升）；总胆固醇为 7.73 毫摩尔每升（参考范围 2.9~5.7 毫摩尔每升）；甘油三酯更是高达 19.72 毫摩尔每升（参考范围 0.14~1.7 毫摩尔每升），高出正常值 10 倍。由于望诊观察患者面部油性分泌物较多，而且患者也自称平时脸容易出油，再考虑到患者反复发生胰腺炎和血脂高有关，于是我们告知他需要请营养科会诊。这下患者不高兴了："我是来看痛风和胰腺炎的，和营养科有半毛钱关系？你们该不是找不出原因就胡搞吧？"我们只能耐心向他解释，最后他终于答应让营养科会诊。营养科医生了解他的情况后，详细询问了他的饮食结构。患者称，自己每餐大量进食主食，且以精米、精面为主，且摄入量很大——午餐和晚餐均摄入超过三碗米饭，而且还经常额外增加两个馒头；每日的蔬菜摄入量则不足 200 克，也很少摄入肉类和鸡蛋，偶尔摄入豆制品，而且经常熬夜、缺乏运动，常感觉乏力。营养科医生追问他排便情况如何，他说自己经常 3~5 天才大便一次，而且排便时间长，大便干燥硬结，排便费力。营养科医生给出了诊断和处理意见：饮食结构存在问题，食物选择过于精细，膳食纤维摄入不足，需要多补充膳食纤维。最终，患者本来是到我们风湿免疫科就诊，走时却怀揣着营养处方，我们只能再次感叹风湿免疫科是个神奇的地方。3 个月后，该患者复查，情况良好。

二、原来如此

什么是膳食纤维？它有什么作用？

膳食纤维是来源于植物中，不能被人体中小肠消化吸收的一大类化合物的统称。膳食纤维根据水溶性可分为可溶性膳食纤维和不可溶性膳食纤维。常见的可溶性膳食纤维包括菊粉、果胶、树胶等；不可溶性膳食纤维包括纤维素、木质素等。它对人体有重要的生理功能：

（1）膳食纤维的吸水溶胀性能有利于增加食糜的体积，刺激胃肠道的蠕动，并软化粪便，防止便秘，促进排便和增加便次，起到导泻的作用，减少粪便在肠道中的停滞时间及粪便中有害物质与肠道的接触，保持肠道清洁，从而起到维护胃肠道健康的作用，即膳食纤维在体内可以促进肠道蠕动，使食物能快速地通过肠道来促进排便。

（2）膳食纤维在体内发酵，可以促进肠道内益生菌生长，维持体内的微生态平衡，有利于某些营养素的合成，还可以维持肠道屏障的正常功能。

（3）膳食纤维可以通过增加饱腹感来控制体重。

（4）对矿物质的吸收有影响，一些可溶性纤维可以促进钙、铁等矿物质的吸收，但是有些不溶性的膳食纤维，会影响钙、铁等矿物质的吸收。

（5）血糖调节作用，膳食纤维在体内可以延缓碳水化合物吸收，起到调节餐后血糖的作用。

（6）膳食纤维能够抑制胆固醇的吸收，预防高脂血症和高血压。

（7）膳食纤维可以预防肠道疾病，如大肠癌发生。

该患者吃的白米和白面只是单纯的碳水化合物，它没有糠麸的纤维，也没有矿物质与维生素，它提供给人的只是热量。如果想得到健康，以后一定要增加粗粮摄入，因为我们把太多好东西都丢掉了。况且白米中仅有的营养，在洗米的时候也都随着水流失了；吃面食最好买全麦粉，这样最营养、最保险。那么，全麦粉与精制面粉有何不同呢？市面上卖的白面粉的结构已经不是完整的了，外面一层的麸或糠和胚芽部分作饲料给牲畜吃，而精细的部分留给人类吃，面粉厂绝对不会把整个小麦压成粉，这是由于胚芽含有很高的蛋白质、脂肪，很容易变质，因此无法保存，糙米和全麦面容易生虫。现在市面上卖的全麦粉也并不完整，其实是用白面再加麸30%或40%，这样还是少了胚芽的部分，也就不能称之为全麦粉了。人们食不厌精，却没想到因加工去掉的恰恰是"精华"，越白越亮的，去掉的"精华"越多，越没有营养。谷类加工是通过碾磨，除去糠皮，但谷类里的维生素和膳食纤维多存在于胚芽和麸皮中，所以加工越精细的米面，所含的维生素就越少。而且糙米粗面中才含有的硒、铁、锌和钙等是人体最容易缺乏的营养元素，所以精米精面的营养价值远不及糙米粗面。米面如果加工粗糙，所制出的食物虽感官性状和口感不好，但其营养全面，更有益于健康。

三、吃出健康

（一）蔬菜和水果是膳食纤维的重要来源

增加膳食纤维摄入要多吃蔬菜和水果，因为蔬菜、水果可以提供膳食纤维。含较多膳食纤维的蔬菜有鱼腥草（折耳根）、黄花菜（金针菜）、秋葵、毛豆、牛肝菌、彩椒、香菇、豌豆、春笋、南瓜、芹菜、萝卜缨、空心菜、蒜薹、茭白、韭菜、包菜、娃娃菜、西蓝花、菜花、豆角、芸豆、刀豆、四季豆、荷兰豆、香菇、蘑菇、木耳等。膳食纤维含量较多的水果有酸枣、梨、红玉苹果、椰子肉、桑葚、橄榄、冬枣、人参果、芭蕉、大山楂、香蕉、柑橘等。便秘时每天要吃1千克蔬菜和（或）水果。

（二）膳食纤维含量更多的是全谷杂粮和杂豆类

全谷杂粮如全麦粉、糙米、燕麦、玉米、小米、高粱、大麦、荞麦、藜麦等，以及杂豆类如绿豆、赤豆、扁豆、蚕豆、芸豆、干豌豆、鹰嘴豆、腰豆等，是更丰富的膳食纤维来源，其膳食纤维含量比蔬菜和水果更高。如果便秘，这些食物应占主食的1/2以上，用来代替缺乏膳食纤维的精制谷物。此外，红薯、土豆、山药、芋头等薯类也含较多膳食纤维。

（三）膳食纤维的其他来源

大豆及其制品（豆浆、豆腐、豆渣）、坚果种子（核桃、榛子、花生、巴旦木等）以及其他植物性食物也都含有膳食纤维。除日常食物外，市面上还有一些专门补充膳食纤维的产品，如魔芋制品、大豆膳食纤维、果蔬籽粉、小麦苗、麦麸制品等。

（四）以下方法也可促进肠道健康

1.喝酸奶 酸奶是以牛奶为原料发酵而成的，其中含有活的乳酸菌。虽然酸奶中活的乳酸菌经过胃（胃酸）和小肠（胆汁、肠液）的"洗礼"后，到达大肠时其成活率很低，但现有研究成果的确支持酸奶有益于肠道菌群平衡，酸奶中的乳酸菌死后可能仍有作用。现在普遍认为，含有活菌的酸奶是一种有助于健康长寿的食物。除酸奶外，目前市场上还有一些乳酸菌饮料，虽然也含有活的乳酸菌，但其营养价值低于酸奶。

2.补充益生菌 根据世界卫生组织（WHO）和联合国粮农组织（FAO）在2001年给出的定义，益生菌是活的微生物，当摄入足够数量时，能对宿主发挥有益健康的作用。常见益生菌包括乳杆菌属、双歧杆菌属、链球菌属、芽孢杆菌属、布拉氏酵母菌属的一部分菌株。

值得注意的是，根据《中国营养学会益生菌与健康专家共识》（2019年），普通酸奶、泡菜、腌菜、纳豆等发酵食品中的乳酸菌或其他微生物不能直接称为益生菌。乳酸菌是通过发酵碳水化合物（糖类）获得能量，产生大量乳酸的一类细菌的总称，主要有乳酸杆菌、双歧杆菌、乳球菌等。乳酸菌不一定是益生菌，同样，肠道菌群中的有益菌也不能直接称为益生菌。只有在进行分离鉴定、安全评价及功能试验后，且符合益生菌概念的，才能称为益生菌。在我国，市场售卖的益生菌类食品（药品除外）必须符合国家卫生管理部门颁布的《可用于食品的菌种名单》和《可用于婴幼儿食品的菌种名单》。

益生菌必须经过严格的安全评价、不会危害人体健康。其作用包括：改善便秘；缓解腹泻，如急性腹泻、轮状病毒引起的腹泻、放疗引起的腹泻、抗生素相关腹泻、旅行者腹泻等；缓解乳糖不耐受症状；治疗肠道易激综合征、溃疡性结肠炎、克罗恩病等肠道疾病；抗结肠癌；抑制幽门螺杆菌。此外，益生菌还能调节免疫力、抗过敏、降低血液胆固醇，有助于减肥和抗衰老。

但是，必须强调的是，不同益生菌的作用有所不同或有所侧重，一种益生菌不可能具有上述全部益处。实际上，某种益生菌产品菌株到底对人体有哪些益处，是需要用足够证据来证明的，不能想当然地认为具有上述健康作用中的一个、多个或全部。选择益生菌产品时，要根据自己的需求，要充分了解自己服用的益生菌及其配料。益生菌以添加到食物中或餐后使用温水冲服为宜，应尽快饮用。老年人、孕产妇、婴幼儿和患者等特殊人群是否需要服用益生菌，以及选择哪种产品，建议咨询医生或营养师等专业人员。

3. 补充益生元 与益生菌不同，益生元是指可以支持肠道有益菌群生长繁殖的低聚糖，主要有低聚果糖（菊粉）、低聚半乳糖、低聚异麦芽糖、低聚木糖、大豆低聚糖、乳果糖等。这些物质的共同特点是，摄入后在小肠内无法被消化吸收，进入大肠，并被大肠菌群代谢利用，进而带来健康和益处。简单地说，益生元是肠道有益菌的专属"食物"，有助于维持肠道菌群平衡。

大豆、菊芋（洋姜）、菊苣、洋葱、大蒜、芦笋、蜂蜜、香蕉等天然食物中含有较多益生元。还有一些益生元来自天然物质的提取或合成，添加于加工食品中，如配方奶粉、婴儿食品、乳制品、饮料等，或者用于保健食品。

总之，保持以植物类食物为主，动物类食物为辅的饮食模式对肠道菌群平衡是非常重要的。膳食纤维、益生元等成分都来自于植物类食物（谷类、蔬菜、水果、薯类和坚果等）。肉类、蛋类、鱼虾等动物类食物均不含这些有益成分，而且研究表明，高蛋白摄入会促进肠道菌群中腐败菌的生长，不利于肠道菌群平衡。此外，使用抗生素是造成肠道正常菌群被破坏的最常见的原因，要避免滥用抗生素，包括人用抗生素，也包括养殖业用抗生素。

第四节　保健品要宁缺毋滥

一、你见过吗？

如今的老人和谁最"亲"？对于那些不经常和父母在一起的子女而言，答案可未必是你们哟！在很多老年人眼里，可能在街角旮旯某某健康管理中心上班的"小张"或"小李"比你们"亲"多了！

不信你去看看，一群群老人每天一大早就去这些所谓的健康管理中心报到，比上班还准时；老人听他们的"健康讲座"一听就是半天，还做笔记；他们推荐的保健品老人毫不犹豫，几千元几千元地花钱往回买。对于这些打着"关注老年人健康"的幌子推销保健品的营销人员，多少子女恨得咬牙切齿！多少老人被骗得把"养老钱"都砸进去，还认为对方是真关心自己……

我曾遇见过一位老年男性患者，他是保健品的忠实拥护者。前些年，他不知为什么一直头疼、头晕，到医院检查后，发现是高血压病引起的，于是医生开了降压药让他长期服用。后来，他在街头看到几个年轻人宣传一款产品能降脂降压，还能软化血管，长期服用就可以彻底摆脱降压药，告别高血压病。于是，他就上前咨询。几个年轻人马上热情地向他介绍了这款产品的疗效是如何神奇并邀请他去公司听"专家讲座"。最后，他就花了几千元买了一堆保健品。可是，他按照"专家"传授的经验和方法使用保

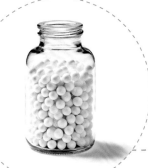

健品并停掉降压药后，血压不仅没有降下来，反而比之前更高了。原来高压只有160毫米汞柱，吃保健品后变成190毫米汞柱了。

二、原来如此

随着中国老龄化程度的加剧，老年群体成为一些不法商家紧盯的目标。他们掌握住老年人期盼健康长寿、害怕生病拖累子女或是渴望与人交流等心理，利用老年人思维反应慢、科技知识匮乏、容易轻信人的特点，通过种种营销手段诱骗老年人购买价格昂贵的保健品以牟取暴利。他们打着健康管理、健康咨询等各类幌子进行地推，通过发鸡蛋、发生活用品或小礼品等手段吸引老年人去听课然后进行洗脑，然后大肆宣传自己的保健品有如何神奇的效果。当保健品宣传通过各种营销手段铺天盖地而来，很多老年人成了保健品的忠实"粉丝"，有的人甚至到了一日三餐都离不开保健品的地步。少则几百元，多则数千元甚至上万元，很多老人把自己的"养老钱"都贴了进去。

很多保健品都宣称自己效果神奇，有些声称能有效促进血液循环，可以有效防治高血压病、糖尿病，有些则宣称能够改善身体状态、增强机体免疫力、调整胃肠道、治疗多年便秘等病症，还有些更胆大的甚至宣称其产品有延年益寿、防癌抗癌等功效。这些保健品真像商家所宣传的那样具有"神奇"功效吗？实际情况是，保健品行业屡屡爆雷，众多厂商在销售中一味强调产品功效并各种暗示或明示有治疗某某疾病的功效，实际上这是《广告法》明令禁止的行为，因为保健品根本不具备治疗作用，根本保证不了"疗效"，只能在一定程度上起到保健、滋补作用。

三、吃出健康

目前，营养补充剂的使用大致有三种情况：其一是必须补充，比如备孕和孕期补充叶酸，婴儿补充维生素 D，全民补碘（加碘盐）等；其二是针对膳食不足或特殊需要补充的人群，比如鱼虾摄入不足者补充 DHA，日晒不足者补充维生素 D，老年人补充维生素 B_{12}，便秘者补充膳食纤维，需要高蛋白饮食的人补充蛋白质粉等；其三是滥用，没有针对性地补充，跟风服用，或盲目增加种类或剂量。这三种情况在我们身边都很常见。

任何人如果决定使用营养补充剂，首先要遵从相关医学指南或专家共识的建议，不要盲目滥用；其次要有的放矢，缺什么补什么，缺多少补多少，不要过量，最好咨询营养相关专业人员，如营养师、健康管理师或医师。

总而言之，人们应该优先从膳食中充分获取各种营养素，通过合理的膳食搭配就可以满足身体对营养素的需要。当饮食不能满足营养素需求时，可根据自身的生理特点和真实需要，选择适当的营养素补充剂。

（一）适用于中老年人的营养素补充剂

与婴幼儿、儿童和孕产妇不同，中老年人经常伴有高血糖、高血脂、高血压、高尿酸血症、高同型半胱氨酸血症、骨质疏松等代谢性问题。不论是日常膳食，还是营养素补充剂，都要充分考虑这些具体问题。

首先是钙补充剂。从预防骨质疏松的角度，中老年人首先要保证钙的摄入，成人每日钙的推荐摄入量为 800 毫克，50 岁及以上人群每日钙的推荐摄入量为 1000 毫克。应尽可能地通过饮食摄入充足的钙，每天摄入牛奶 300 毫升或相当量的奶制品，常吃大豆制品，每天吃绿叶蔬菜等富含钙的食物，饮食中钙摄入不足时，可给予钙剂加以补充。钙剂的选择需考虑其钙元素含量、安全性和有效性。碳酸钙含钙量高，吸收率高，易溶于胃酸，常见不良反应为胃部不适和便秘等。

对骨骼健康而言，维生素 D 可能比钙更重要，因为维生素 D 能促进肠钙的吸收、促进骨骼矿化、保持肌力、改善平衡能力和降低跌倒风险。普通成年人每天需要的维生素 D 为 400~600 国际单位，65 岁及以上老年人为 600~800 国际单位。高龄老人补充维生素 D 还有助于防治肌肉衰减综合征。可以先检测老年人血清 25- 羟维生素 D_3，如果低于 30 纳克 / 毫升（75 纳摩 / 升），则应补充维生素 D，每天补 600~800 国际单位。摄入充足的蛋白质对防治肌肉衰减综合征更加重要，老年人每天蛋白质的推荐摄入量应维持在 1.0~1.5 克 / 千克（体重），并均匀分配到一日三餐中。除奶类、蛋类、肉类和鱼虾等高蛋白食物之外，补充乳清蛋白更有益于预防肌肉衰减综合征。另外，患肌肉衰减综合征的老年人要适当补充含多种抗氧化营养素（维生素 C、维生素 E、类胡萝卜素、硒）的营养补充剂。

还有一种营养物质与老年人的关节健康有密切关系，它就是氨基葡萄糖，简称"氨糖"。它是软骨组织的主要组成成分。根据中国营养学会的建议，对于有关节运动损伤或骨关节炎的成年人，每天应补充氨基葡萄糖 1000 毫克，或者硫酸氨基葡萄糖 / 盐酸氨基葡萄糖 1500 毫克。

老年人贫血也很常见。调查表明，60 岁以上的老年人贫血患病率为 12.6%。这与老年人消化功能减弱，对铁和维生素 B_{12} 等营养素的吸收率降低有关。老年人应注意检测血常规（包括血红蛋白），如果发现血红蛋白低于正常值，确诊为缺铁性贫血，则应服用铁剂（遵医嘱）。补充维生素C可以促进铁吸收，有助于防治缺铁性贫血。

鱼油的功效成分是DHA，DHA是一种ω-3多不饱和脂肪酸，对中老年人的神经系统和血脂代谢有益。高纯度的鱼油能降低血液中30%~40%的甘油三酯，且不良反应小，耐受性好。低剂量的ω-3多不饱和脂肪酸的降脂作用弱，仅起到辅助作用。另外，补充鱼油或摄入富含DHA的鱼类对肌肉量丢失和肌肉功能减弱的老年人也有帮助。

此外，现在（乳清）蛋白质粉在临床上的应用越来越多，包括术前术后、重症患者、肿瘤放疗化疗患者、烧伤患者、感染性疾病患者、消耗性疾病患者、肌肉衰减的老年患者等，都主张增加蛋白质供给或采取高蛋白饮食（但肾功能不全、肝昏迷的患者例外，请遵医嘱）。

（二）适用于素食人群的营养素补充剂

素食者食谱中缺少动物性食物，如果不格外注意食物搭配，很容易缺乏蛋白质、维生素B_{12}、铁、锌和ω-3多不饱和脂肪酸。素食者可以参照健康素食模式的推荐来搭配饮食，如果饮食不能达到健康素食模式的要求，就要考虑补充蛋白质、鱼油以及含有铁、锌和维生素B_{12}的复合维生素和矿物质。

需要特别提醒的是，营养素补充剂在我国是作为保健食品来管理的，在符合保健食品要求的营养素补充剂产品标签上应该有专门的"蓝帽子"标识。建议首选带有"蓝帽子"标识的营养素补充剂。此外，选择大品牌更加重要，好的产品配方设计合理（符合相应人群的需求），营养素种类和数量真实可靠，有一说一，不夸大宣传。所有营养素补充剂产品都应被谨慎对待，要会看成分表和标识，购买者或食用者应了解其成分和属性，避免盲目摄入，更不要被产品广告宣传误导。营养素补充剂是食品，不是药品，不能治疗疾病。凡是声称可以治疗疾病的营养素补充剂食品（药品除外），都涉嫌违规或虚假宣传。

当你决定选用营养素补充剂时，首先要选有针对性的种类和合适的剂量，营养素补充剂的种类和剂量前文已述。营养素补充剂绝对不是越多越好，越全越好，不能随便选择或随意加量。如果自己搞不懂应该选用哪些种类或多大剂量，那么应该去咨询营养师、健康管理师或医师，听从他们的指导。

第三章

常见老年病患者
如何食疗

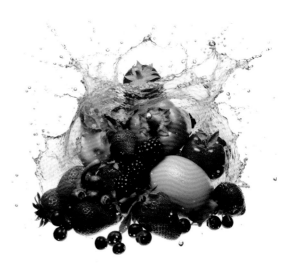

第一节　骨质疏松——补钙还要补"食"

一、你见过吗？

"这人啊，要上了年纪就容易缺钙！过去我一直补钙，可是一天三遍地吃，麻烦！现在啊，有了×××高钙片，它含钙高，一片顶过去五片，方便！你看我，一口气上五楼，不费劲儿！"

这段广告，当年可谓家喻户晓。"一口气上五楼，不费劲儿"不仅被老人熟知，也经常被年轻人拿来用于调侃。经过它在电视节目中长年累月地"洗脑"，现在几乎所有的老年人都接受了这样一个理念：人上了年纪应该补钙，否则容易腿抽筋、骨质疏松。

事实果真如此？专家称，它还真有一定道理。虽然有些演绎和夸张的成分，但是老年人确实容易钙摄入不足且容易发生骨质疏松。有数据显示，我国大多数老年人都存在不同程度的骨质疏松，50 岁以上人群中，骨质疏松患病率女性为 20.7%，男性为 14.4%；60 岁以上人群中，骨质疏松患病率明显增高，女性尤为突出。

我们医院之前曾接诊过这样一位女患者，70 多岁，在没有任何磕碰和跌倒的情况下，居然莫名其妙地髋骨骨折了。问她近期是否发生过磕碰或跌倒，她一口否认。既然没有外力介入，怎么会发生骨折呢？经过医生再三询问，她总算记起来一点异常：骨折发生前一晚，她睡眠不是太好，在床上翻来覆去。有一下可能是翻身有点猛，第二天起床就感觉腰疼。最后经过检查，发现其骨含量及骨密度均不达标，骨头酥且脆。对于老年骨质疏松患者而言就是这样：不小心绊了一下，腿部便骨折了；晚上睡觉翻个身，髋骨便骨折了；大声咳嗽了两声，椎骨便骨折了……而这些人在被送到医院后，才明白如此轻而易举就骨折，都是骨质疏松惹的祸。

二、原来如此

（一）认识老年骨质疏松

骨质疏松症是以骨量减少和骨组织微结构退化为特征的，致使骨的脆性增加且易于发生骨折的一种全身性骨骼疾病。骨质疏松症主要可分为原发性骨质疏松症和继发性骨质疏松症。老年性骨质疏松症又称为Ⅱ型原发性骨质疏松症，常见于70岁以上的男性和60岁以上的女性，主要是骨形成有关的骨芽细胞的老化，以及由于肾活化维生素D的活性降低而造成骨矿物化减少。

（二）多由三方面因素引起

（1）在身体自然衰老的状态下，体内雌激素、生长激素等激素分泌减少，在激素协同作用下，骨细胞活性降低，骨量流失加剧。

（2）老年人胃肠道消化吸收能力差，对钙等微量元素的吸收量减少，吸收效率只有儿童期间的七成左右。

（3）老年人饮食结构不科学，鱼肉蛋等高蛋白食物的摄入量普遍较少，新骨形成受影响。

综合以上原因，老年人，尤其是老年女性，更容易发生骨质疏松。其影响就是老年人的骨骼变脆，抗击打、抗摔能力变差，容易发生骨折。同时缺钙还容易造成患者出现频繁抽筋等症状。

骨质疏松早期没有症状，随着病情的进展，患者会出现骨痛、脊柱变形，甚至发生骨质疏松性骨折等严重后果。由骨质疏松引起的骨折是老年残疾和死亡的主要原因。骨质疏松性骨折（或称脆性骨折）指受到轻微创伤或日常活动中发生的骨折，是骨质疏松症的严重后果。据估计，到2035年我国主要骨质疏松性骨折（腕部、椎体和髋部）次数预计约为483万例次，到2050年预计约达599万例次。骨质疏松性骨折的危害巨大，是老年患者致残和致死的主要原因之一。然而，必须强调的是，骨质疏松症可防、可治。

（三）发现骨质疏松"预警"

（1）骨骼变得脆弱不堪，一旦摔倒就很容易骨折。

（2）含胸驼背严重，并且会感到呼吸不畅。

（3）腿脚经常感觉酸软无力，行动能力下降严重。

（4）关节灵活性下降，活动时感到疼痛和僵硬。

（5）日常活动时体力下降很快，并且很容易腰背酸痛。

（6）平时经常出现腿抽筋的情况，晚上睡眠质量下降。

（四）检测骨密度 T 值即可判断骨骼是否健康

双能 X 射线吸收法测量的骨密度是目前通用的骨质疏松症诊断指标。骨密度通常用 T 值表示，T 值 =（实测值−同种族同性别健康青年人峰值骨密度）/同种族同性别健康青年人峰值骨密度的标准差。

（1）骨骼已患上骨质疏松：骨密度 T 值 ≤ −2.5。

（2）骨骼中骨量较低：−1 ≥ 骨密度 T 值 ≥ −2.5。

（3）骨骼健康：骨密度 T 值 ≥ −1。

三、吃出健康

骨质疏松的预防比治疗更为重要。健康、平衡的膳食模式是维护骨骼健康、防治骨质疏松的基础。结合我国人群膳食结构，建议骨质疏松症患者及高风险人群每天这样吃。

（一）膳食安排

1. 膳食多样化 建议每天摄入 12 种以上食物，每周 25 种以上，包括谷薯类、蔬菜水果类、畜禽鱼蛋奶类、大豆坚果类食物，其中以谷类为主。

2. 保证谷薯类摄入 建议平均每天摄入谷类食物 200~300 克，其中全谷物和杂豆类 50~150 克，薯类 50~100 克；餐餐有蔬菜，每天不少于 300 克蔬菜，深色蔬菜应占 1/2；天天吃水果，每天摄入新鲜水果 200~350 克，果汁不能代替蔬果。

3. 保证蛋白质摄入 成年人平均每天摄入动物性食物总量为 120~200 克；每天优先选择鱼和禽类，相当于每周摄入鱼类 2 次或 300~500 克、畜禽肉 300~500 克、蛋类 300~350 克，每日 1 个鸡蛋，不弃蛋黄；经常吃豆制品，适量吃坚果；吃各种各样的奶制品，摄入量以相当于每天液态奶 300 毫升以上为宜。

4. 足量饮水 成年人每天喝 7~8 杯（1500~1700 毫升）水，提倡饮用白开水和淡茶水；不喝或少喝含糖饮料、咖啡及碳酸饮料。

5. 清淡饮食 少吃高盐和油炸食品。成人每天食用食盐量不超过 5 克，每天食用烹调油 25~30 克，避免过多摄入动物性油脂和饱和脂肪酸。另外，食物要煮熟煮透。

另外，还需控制糖的摄入量，每天摄入不超过 50 克，宜控制在 25 克以下。

少食用烟熏和腌制肉制品；戒烟限酒；适当补充营养制剂，如遇到食品采购困难，或因长期食欲缺乏、疾病等导致食物摄入量减少，可应用营养制剂进行补充（均衡型肠内营养制剂、蛋白质补充剂及维生素矿物质补充剂等）。

（二）宜选食材

选择含钙高的食物，如牛奶及乳制品、蟹、小虾皮、海带、紫菜、鱼类、豆类及其制品等（对于伴高脂血症的患者可选用脱脂奶），可以连骨或壳吃的小鱼、小虾和一些硬果类，含钙也较多；多选用含维生素 D 的食物，如沙丁鱼、鳜鱼、青鱼、牛奶、鸡蛋等；也可以加用适量的鱼肝油，但需注意不能过量摄入；各种主食，特别是发酵的谷类；各种畜禽鱼肉类；各种水果和蔬菜（含草酸高的除外）。

（三）忌用食材

忌（少）用的食物，如含草酸高的菠菜、蕹菜、冬笋、茭白、洋葱头等，应先焯后烹调。忌（少）含磷高的肝脏（磷比钙高 25~50 倍）和高磷酸盐添加剂的食品。防止咖啡和碳酸饮料的过多摄入。特别注意来自烹调时的调味品和含盐量高的腌制品，包括酱油、味精、咸菜、咸鱼、酱菜等，以及加工食品中的食盐，如罐头、快餐食品、方便食品和各种熟食品。戒烟限酒。

（四）营养给予方式与科学的烹调加工

老年人因身体虚弱、味觉减退、咀嚼能力严重下降、吞咽障碍、消化腺分泌功能减退等，营养素摄入有限或代谢变化，所以食物的选择和加工尤为重要。尽量选择细软易消化的食物及烹饪方式，如切小切碎、剁碎碾碎或延长烹调时间；多采用炖、煮、蒸、烩、焖、烧等烹调方法，少用煎、炸和熏、烤等。嘱咐老年人细嚼慢咽。餐次可采用少食多餐，在三顿正餐的基础上给予 2~3 次加餐。

（1）对于饮食不足、存在营养不良风险的老年患者及慢性消耗性基础疾病患者，或 BMI < 18.5 千克 / 米^2 的低 BMI 患者，可应用全营养型口服营养补充剂进行营养补充，每天额外补充 400~600 千卡，以达到健康体重。

（2）谷类含有植酸，某些蔬菜富含草酸，它们与钙结合成不溶性钙盐而降低钙的吸收，故在烹调上应采取适当措施去除干扰钙吸收的因素。如植酸酶在 55 摄氏度环境下活性较高，可以加适量水浸泡大米后再洗，以增加大米中植酸酶的活性。

在面粉、豆粉、玉米粉中加入发酵剂发酵一段时间，均可使植酸水解，增加钙游离。对含草酸量高的蔬菜，可以先在沸水中焯一下，等部分草酸溶于水后，再烹调。

（五）推荐食谱

中医认为"肾主骨、生髓"，骨质疏松和先天肾精消耗过度有关，为了减少钙质流失，后天适当补充添精补髓的食物才能维持骨骼的健康。

食谱一：熟地陈皮饮

食材：熟地黄 10 克，陈皮 5 克。

做法：泡水代茶饮。

功效：熟地黄具有滋阴补血、益精填髓的功效，可用于治疗肝肾阴虚、腰膝酸软、骨蒸潮热、盗汗遗精、内热消渴、血虚萎黄、心悸、怔忡、月经不调、崩漏、眩晕、耳鸣、须发早白等病症。《本草从新》记载，熟地黄能"滋肾水，封填骨髓，利血脉，补益真阴，聪耳明目，黑发乌须"。由于熟地黄滋腻碍胃，配以理气健脾、燥湿化痰的陈皮，具有理气健脾、滋阴补肾的功效。二者合用，可以减少钙质流失，预防骨质疏松。

食谱二：枸杞核桃海参粥

食材：枸杞 10 克，核桃仁 20 克，海参 1 条，小米 30 克，葱姜盐适量。

做法：

（1）枸杞、核桃仁、小米加适量水煮粥；海参发好备用。

（2）待粥快好时加入海参、姜末、盐继续煮 10 分钟左右，最后撒入葱末即可食用。

功效：枸杞主要含多糖、甜菜碱、枸杞色素等营养素，具有补肝肾、强筋骨的功效；核桃仁含有蛋白质、碳水化合物、脂肪、铜、镁、钾、维生素 B_6、叶酸和维生素 B_1 等营养素，具有补肾、固精强腰、温肺定喘、润肠通便的功效。《本草纲目拾遗》记载："海参性温补，足敌人参，故名海参。其味甘咸，补肾经，益精髓，消痰涎，摄小便，壮阳疗痿，杀疮虫。"枸杞核桃海参粥可以补肝肾、强筋骨，减少钙质流失。

食谱三：桑葚芝麻坚果糕

食材：桑葚 20 克，黑芝麻 15 克，腰果 30 克，红枣 20 克，面粉 100 克，米粉 100 克，干酵母 5 克。

做法：

（1）桑葚洗净加水打成浆。

（2）黑芝麻、腰果炒香，红枣切碎备用。

（3）将桑葚浆加入面粉、米粉、干酵母、红枣碎，和成稠糊状，倒在笼屉中。

（4）撒上炒香的腰果、黑芝麻，上锅蒸熟，切成小块即可食用。

功效：桑葚含有鞣酸、苹果酸、维生素B_1、维生素B_2、维生素C和脂肪酸等营养素，具有补肝益肾、养血生津、滋阴息风、润肠通便的作用；黑芝麻含脂肪油、植物蛋白、氨基酸、木脂素、植物甾醇、糖类、磷脂及烟酸、核黄素、维生素B_6、维生素E、胡麻苷等营养素，具有补肝肾、益精血、乌发明目之功效。腰果中维生素B_1的含量仅次于芝麻和花生，有补充体力、消除疲劳的效果。它还是优良的抗氧化剂，能使皮肤有光泽、气色变好。大枣里还含有大量的维生素、多种微量元素和糖分，具有补脾胃、益气血、安心神、调营卫、和药性的功效。桑葚芝麻坚果糕不仅可以补充人体必需的维生素、蛋白质、糖类等营养素，还有健脾胃、补肝肾、强筋骨的养生功效。

第二节 "老慢支"——治疗秘诀是趁早

一、你见过吗？

二叔走了，走得很不安详。在他生命最后的那段时间，我和堂弟这些陪在他身边的人，真真切切感受到了什么叫作"上气不接下气"和"溺水的鱼"。

二叔患的是"老慢支"，又称"气管炎"。在农村，稍微上一些年纪的人都对这个病不陌生，因为附近几乎每个村子都有几个老人患的是这个病。听长辈们说，二叔年轻的时候身体很好。然而，那一年正打稻场，突然就起了乌云，眼看就要下起暴雨，二叔赶紧抢收场上的稻子。可还没收完，一场暴雨就劈里啪啦拍了下来，把二叔浇了个透心凉。二叔回家之后就感冒了一场，迁延了不少日子，最后虽然好了，但总还是咳嗽。仗着身体壮实，他也没去看医生，最后就此落下了病根。开始是咳嗽，后来是气喘。等到他去医院检查，已经发展成了"老慢支"。

再后来，我就经常看见二叔随身带着小药瓶。喘得狠了，他就往嘴里塞片药。然而这并没有阻止他的病情转向更坏的结果，后来我在外地偶尔听父亲说起，二叔的病情更重了，转成了慢性阻塞性肺疾病，"喘得越来越厉害，出的气多，入的气少"。

二叔病危的时候，我和几个堂兄弟、堂姊妹都被叫回了家——一是照顾，二是送二叔最后一程。彼时的二叔已经水肿得不成样子，他张着嘴，快速喘着气，却仿佛被人扼住了喉咙，那口气怎么也吸不进去。二叔难受的样子，让我走神想起了溺水的鱼，都是张大了嘴急剧呼吸，却感受不到一丝氧气。

二、原来如此

"老慢支"，一般指慢性支气管炎，是老年人群中的一种常见病，是气管、支气管黏膜及周围组织长期受到感染或非感染等非特异性因素刺激诱发的一种以咳嗽、咯痰、喘息为主要表现的疾病。人们常用"喘得上气不接下气""都快把肺给咳出来了"来形容患者发作时的情形，患者痛苦程度可见一斑。

"老慢支"多见于老年人、长期吸烟人群，是中老年人的常见病（50岁以上者发病率高达15%）。通常发病时间比较长，至少两年，每年持续3个月以上，这类患者常反复咳嗽、咯痰，每逢天气变化或感冒等可诱发加重，可伴有或不伴有胸闷、气促、下肢肿胀、晚期炎症加重，症状长年存在，不分季节。发病数年后常并发慢性阻塞性肺疾病，甚至肺动脉高压、肺源性心脏病、呼吸衰竭。

老年人为什么容易患"老慢支"呢？那是因为正常的呼吸道都有一套完整的防御系统，但"老慢支"病尚未明了，近年来认为病因包括吸烟、感染、刺激性烟雾、粉尘、大气污染、营养和气候变化等。

随着年龄的增长，老年人身体各项功能都在下降、老化，呼吸道防御系统的结构和功能都会有所下降，黏液腺的分泌减少，肺弹力纤维组织发生退化，呼吸道纤毛运动能力减低，消除呼吸道分泌物能力下降，造成呼吸道分泌物聚集，使呼吸道黏膜上皮易受损害。

在这种情况下，上呼吸道保护性反射减弱，体液及细胞免疫功能降低。再加上老年人多合并慢性疾病，如糖尿病、高血压、心功能或肾功能不全等，机体抵抗力下降，容易引起肺部感染。当遇寒冷、饥饿、疲劳、酗酒等情形时，便容易诱发肺炎。正因为这样，老年人肺炎的患病率大约是青年人的10倍，且50%以上的肺炎患者是 65 岁以上的老年人。

因此，老年朋友们如果得了"老慢支"，应尽量遵从下面的建议，做好防护，避免病情加重。

（1）立即戒烟，避免接触二手烟。

（2）烧柴草、煤炭、木炭做饭时，注意通风、改善排烟设施。

（3）接触烟雾、粉尘及刺激性气体的职业应注意劳动防护，如戴口罩。

（4）雾霾天外出注意戴口罩。

（5）注意保暖，防止受凉；注意通风，避免呼吸道感染。

（6）合理饮食，消瘦者注意补充蛋类、瘦肉等优质蛋白。

（7）可进行散步、慢跑等活动，但以不引起明显的呼吸困难为前提。

三、吃出健康

除根据病因进行临床对症治疗外，应依据中国营养学会发布的《中国居民膳食指南（2022）》里面的一般老年人和高龄老人的核心膳食推荐，合理调配饮食，以提高机体的抵抗力，防止呼吸道感染继续恶化。因此，需供给患者充足的营养，特别是能量和优质蛋白质，以维持机体的营养消耗。

（一）膳食原则

1. 高能量、优质蛋白质、适量脂肪膳食　肺炎患者因有较长时间的高热，能量消耗严重。因此，每天营养治疗应供给较高的能量（2000~2400 千卡），选择优质蛋白质，每天 50~60 克为宜，可给予豆制品、蛋类及瘦肉等食品。脂肪应适当限制，其供能占比不超过能量的 25%。

2. 供给足量矿物质　水和电解质及酸碱失衡是肺炎的常见表现，应多摄入新鲜蔬菜或水果、含铁丰富的食物（如动物内脏）、含铜量高的食物（如牛肝、芝麻酱、猪肉等），也可以给予虾皮、奶制品等高钙食品。

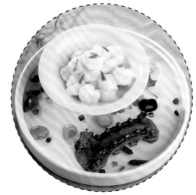

3. 膳食种类和食物选择　发热期间应以易消化、易吸收的半流质饮食为宜，少量多餐。忌进食坚硬及有刺激性的食物（如生姜、大蒜、洋葱等），以免加重咳嗽、气喘等症状。可多吃有清热、止咳和化痰作用的水果，如梨。保证水分的充分供给，以利湿化痰。

4. 酌情给予肠内或肠外营养治疗 因症状重而进食困难者，可考虑给予肠内营养制剂或部分肠外营养治疗。

得了"老慢支"，在饮食方面鼓励少量多次进餐和加餐，选择易咀嚼、吞咽、消化和营养素易吸收的食物。鼓励患者摄入富含 $\omega-3$ 多不饱和脂肪酸的食物（三文鱼、鳕鱼、鲭鱼、金枪鱼及其他鱼类）。同时，忌食以下食物：

1）忌寒凉食物：慢性支气管炎患者一般病程较长，大多又因脾、肺、肾阳不足，故对寒凉食物反应较大。所以慢支患者应少吃寒凉食物，如绿豆、荞麦、黄瓜、丝瓜、冬瓜、菠菜、芹菜、苦瓜、马齿苋、茭白、荸荠、田螺、螃蟹、蛤蜊等。

2）忌油炸及辛辣刺激食物：油炸等油腻食品不易消化，易生内热，煎耗津液，可助湿生痰、阻塞肺道，导致咳嗽、气喘加重。而辛辣食物如辣椒、洋葱、生蒜、胡椒粉等，吃后可助热生痰，并可刺激支气管黏膜，使局部水肿、咳喘加重。

3）忌腥臊食物：变态反应是慢性支气管炎的发病原因之一，而虾、蟹、鱼、禽蛋类、奶类及其制品又是常见的过敏原，所以慢性支气管炎患者应忌食这类食品。

有的老年朋友有腹胀和呼吸困难现象，这时食用产气食物可能会引起不适。应避免或适量选择的食物包括洋葱、菜花、西蓝花、瓜类、豌豆、玉米、黄瓜、包菜、红萝卜、生苹果和豆类（除豆角类）。油炸和油腻的食物也可产气或引起腹胀。

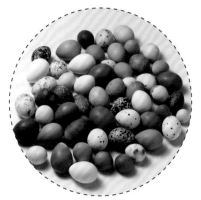

有的老年人会因为"老慢支"影响进食，进而出现营养不良，这时建议添加能增加能量和（或）蛋白质摄入量的食物，如蛋黄酱、蜂蜜、果酱、糖、燕麦卷、水果干、松软干酪或乳清干酪、奶粉、酸奶、鸡蛋、坚果、花生酱等。

当出现水肿和呼吸困难时，应避免过量摄入钠，遵从减盐建议：使用限盐勺、盐罐等工具，控制每天食盐摄入量；炒菜少放酱油、酱、味精、鸡精等含盐多的调味品，利用天然食物本身浓郁的风味提味增香，如香菇；选用低钠盐等含钠相对较低的调味品；在菜肴出锅前或关火时再放盐，能够在保持同样咸度情况下，减少食盐用量；少选加工食品。

（二）一日食谱

早餐：

菜包子：富强粉 75 克，猪肉 30 克，韭菜 100 克。

紫米红豆粥：紫米 35 克 + 红小豆 15 克。

早餐用油：芝麻油 5 克。

水果：橘子 200 克。

午餐：

虾仁面：面条 110 克，瓢儿白 50 克，虾仁 30 克。

凉拌木耳：木耳 150 克。

午餐用油：芝麻油 14 克。

水果：猕猴桃 100 克。

晚餐：

热汤面：细切面 60 克，鸡蛋 30 克，小白菜 75 克。

馒头 + 芝麻酱：标准粉 50 克，芝麻酱 10 克，芝麻 5 克。

酸奶：180 克。

晚餐用油：芝麻油 13 克。

（三）药膳方

药膳方一：杏仁猪肺粥

食材：苦杏仁 15 克，粳米 100 克，猪肺 100 克，油、盐、味精适量。

做法：

（1）将苦杏仁去皮尖，放入锅内煮 15 分钟；放洗净的粳米共煮粥至半熟。

（2）将洗净、挤干血水与气泡的猪肺切成小块，放入锅中，继续文火煮成熟粥。

（3）调入油、盐、味精即可食用。每日早、晚 1 次，温食，1 碗为宜。

功效：润肺止咳。适用于慢性支气管炎属痰盛者，症见咳嗽痰多、呼吸不顺、气喘、胸膈痞满、脉滑。

注意：忌辛辣、油腻食物，忌烟酒，忌甜食，饮食不宜过咸。

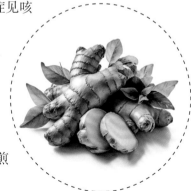

药膳方二：百部生姜汁

食材：百部 50 克，生姜 50 克。

做法：把生姜洗净切块拍扁，与百部同入瓦煲加水煎沸，去渣，改文火煎煮 15 分钟，待温凉即可饮用。

功效：散寒和胃，止咳平喘。适用于慢性支气管炎反复发作咳嗽气喘者、百日咳属寒痰者，以及风寒之邪引起的喘证，患者症见胸闷、口淡、食欲不振、夜咳尤甚、不能入眠、舌苔白、脉弦滑。

注意：百部甚苦，可调入蜂蜜以矫正其苦味并增加其润肺之功效。

药膳方三：腐皮白果粥

食材：白果 10 克，豆腐皮 30 克，粳米 50 克，调味品适量。

做法：

（1）将白果去壳、皮、心，洗净备用；豆腐皮洗净、切碎备用。

（2）将粳米洗净，与白果、豆腐皮一起放入煲内，加水适量，文火煮成粥，调味即可食用。

（3）每日 1 份，分 2 次食用，连用 2 周。

功效：益气养胃，敛肺平喘。适用于慢性支气管炎、哮喘属肺虚者，症见咳气喘日久不愈、动则尤甚、体倦气短、饮食不佳等。

注意：白果有毒，生食尤剧，所以注意食前要熟煮去毒，尤其不宜过量食用。外感咳嗽者不宜食用本品。

第三节　老年痴呆——饮食影响生存率

一、你见过吗？

阿尔茨海默病，俗称老年痴呆。之所以有这么一个俗称，就是因为这是一种以"全面性的痴呆"为最终归宿的疾病。20 世纪 80 年代之前，它并不显眼。但是随着社会的进步和人们对健康要求的提高，阿尔茨海默病越来越多地进入人们的视野。

最知名的阿尔茨海默病患者当属美国前总统里根了，他于 1994 年向公众宣布自己身患阿尔茨海默病，至 2004 年 6 月病逝。受阿尔茨海默病折磨的里根记忆力逐渐衰退，性格特征慢慢发生了变化。起初，里根每天还花好几个小时待在办公室，他经常打高尔夫球，在保安人员陪同下沿海滩散步。但随着病情不断加重，他最后不能说话，难以步行，不能自己吃饭，甚至认不出自己的妻子。

患阿尔茨海默病并不是名人的专利，它威胁着每一个老人，记不得刚说过的话，想不起刚做过的事，认不出身边的人。就像 2022 年国内上映的电影《妈妈》里奚美娟饰演的那个女儿，患者从病情开始浮现出现忘事、重复等异常，到不断加重，患病的表现也会出现变化，例如出现幻觉，或者是狂躁、失忆，或者是失控、有暴力倾向，各不相同。

每年的 9 月 21 日，是世界阿尔茨海默病日。世界卫生组织数据显示，2019 年患病人数估计为 5500 万人，预计 2050 年将增至 1.39 亿人。最新流行病学调查表明，我国的阿尔茨海默病患者高达 983 万人，占 60 岁以上痴呆人群的 65.23%。以此推算，到 2050 年，我国阿尔茨海默病患者人数接近 1000 万人。2016 年全球疾病负担研究表明，痴呆是全球第五大死亡原因，相关认知障碍是此类老年人死亡的重要原因，给社会和家庭带来沉重的负担。

二、原来如此

研究显示，阿尔茨海默病是一种起病隐匿的进行性神经系统退行性疾病，以记忆障碍、失语、失用、失忆、视空间机能损害、执行功能障碍及人格和行为改变为特征，它有一个形象的比喻——"脑海中的橡皮擦"。

阿尔茨海默病的病因迄今为止尚未完全明确，阿尔茨海默病患者发病可能与低教育程度、膳食因素、吸烟、女性雌激素水平降低、高血压、高血糖、高胆固醇、高同型半胱氨酸、血管因素等相关。

作为老年人常见的慢性进行性神经系统变性病，阿尔茨海默病的临床表现主要为记忆力减退、进行性认知功能衰退，伴有各种精神行为异常和人格改变。国际公认阿尔茨海默病临床表现分为 3 期，即临床前期、临床早期、阿尔茨海默病性痴呆，临床前期、临床早期为最佳诊疗时机。第 1 期：临床前期，可出现记忆障碍，突出表现为记忆力减退，易出现疲乏、焦虑和消极情绪,暂无认知功能变化。第 2 期：临床早期，又称轻度认知功能损害期，认知功能轻度变化，记忆障碍加重，逻辑思维、综合分析能力减退，言语重复，计算力下降。第 3 期：阿尔茨海默病性痴呆，出现认知和行为障碍，出现哭笑无常、情感淡漠，丧失语言能力，导致不能完成简单的日常生活事项如穿衣、行走、进食等，丧失与外界接触的能力。

研究表明，营养因素是阿尔茨海默病发生、发展、治疗、康复的密切相关因素。阿尔茨海默病患者常因认知功能丧失损害到推理能力和判断能力，对饥饿、口渴和饱腹的识别能力下降。随着病情的进展，患者甚至无法记得是否用过餐，有些患者因为无法感知口渴而出现脱水的情况。

三、吃出健康

针对阿尔茨海默病的患者表现，营养治疗的第一步是鼓励患者进食，摄入足够的营养以保持体重及维持肌肉量，减少褥疮等营养不良相关性疾病的发生率，尽可能提高患者的生存质量。

（一）膳食总原则

（1）食物应新鲜，易消化，避免摄取过多的盐、糖、饱和脂肪和反式脂肪酸。

（2）多食用蔬菜、豆类（蚕豆、豌豆、扁豆）、水果和全麦食物，少食辛辣助热的食物，以保持大便畅通。

（3）宜常食具有健脾补肾、健脑益智作用的食物，避免过度喝酒、抽烟。

（4）营养补充：维生素 B_{12} 和叶酸不足与阿尔茨海默病有关，应注意这方面的补充，推荐服用含多种维生素或微量元素的补充剂（尽量选择服用无铁和铜的复合维生素补充剂）。

（5）铝对阿尔茨海默病的影响仍然是目前研究的问题，尽量避免使用增加膳食铝的炊具、抗酸剂、发酵粉或其他产品。

（6）营养要求：①能量。阿尔茨海默病患者经常遗忘吃饭，即使能自主进食，患者也普遍存在营养不良现象。建议食物品种应丰富，合理搭配。除常吃的米饭、馒头等发酵的面食外，还可以选择小米、玉米、荞麦、燕麦等杂粮谷物；此外，土豆、红薯也是很好的主食，以保证充足的能量供给。②蛋白质。蛋白质是饮食结构中不可或缺的组成部分，对维持神经细胞功能和完整性至关重要。肾功能正常的患者，可按每天每千克体重 1 克供给，鱼、虾、禽、猪、牛、羊等动物性食物和大豆类食物的优质蛋白质比例不低于 50% 并应选择不同种类的动物性食物。推荐每天食用一定量的奶制品。③脂肪。限制饱和脂肪酸的摄入，脂肪宜占总能量的 20%~25%。④碳水化合物。碳水化合物要占全日摄入总能量的 55%~60%，避免摄入过多精制糖。

⑤维生素。重视 B 族维生素、维生素 C 及维生素 E 的供给。研究表明，足量维生素的摄入，可能有助于延缓阿尔茨海默病的发生。⑥其他。增加餐次，少量多餐；尽量选择清蒸、水煮等少油的烹调方式，不食用带骨刺的食物。进食水果也应该去核；重视水分的摄入，每天应饮水 1500~1700 毫升，以白开水为最佳；鼓励摄入营养密度高的食物，当阿尔茨海默病患者进食量不足目标量的 80% 时，应在临床营养专业人员的帮助下，合理使用特医食品或营养制剂。

对于晚期或者终末期的阿尔茨海默病患者使用管饲肠内营养或者肠外营养治疗，应充分考虑患者的生活质量、预期寿命以及家庭护理或机构护理人员的负担等情况，使用个性化方案。

（二）宜选食材

1. 含烟酸丰富的食物　如动物内脏、瘦肉等。

2. 含胆碱丰富的食物　胆碱普遍存在于日常食物中，一般在大豆、啤酒酵母、肝脏等食物中含量较多。胆碱的参考摄入量为每天 500 毫克。多食用富含胆碱的鸡肝脏、鸡蛋、牛肉、麦芽、牛奶和包菜等食物。此外，素食主义者应选择含有胆碱的维生素补充剂。

3. 常用食物　山药、枸杞、蜂胶、芝麻、莲子心、龙眼、栗子、榛子、花生、红枣、五味子、核桃仁、芡实、肉苁蓉、黄芪、当归、青果、牛胫骨髓、筒子骨等。

（三）忌用食材

（1）少食用油煎炸的食物。

（2）忌难咀嚼食物，如进食带骨刺的食物，应去骨。

（3）避免食用氢化植物油。

（4）控制添加糖摄入量，减少含糖饮料、饼干、甜品等的摄入。

（四）烹饪及餐次要点

（1）每日固定 3~5 种主要食物，饮食搭配要合理。这样的饮食方案，让阿尔茨海默病患者有熟悉感和三餐的节奏感，同时确保患者食物的多样性。

（2）口味多样化。阿尔茨海默病患者食欲下降，可尝试口味多样化，使用芹菜、番茄、橄榄等具有独特风味的菜品。陪护人员应有意识地寻找阿尔茨海默病患者患病前熟悉的食物、做法及味道，以提升其进食的幸福感。

（3）将食物放置在特定的餐盘中，对于有咀嚼困难的阿尔茨海默病患者，鼓励患者充分咀嚼，少吃多餐，每天可进食5~6餐，以保证阿尔茨海默病患者摄入充足的能量。

（4）如阿尔茨海默病患者失去了部分运动协调能力，应为其制备可抓取食物，以保证进餐自主性。可以让阿尔茨海默病患者用手抓取食物。可将胡萝卜、白萝卜、马铃薯、红薯等根茎类食物切成条块状。面包、馒头等主食也应制成半口大小。

（5）阿尔茨海默病患者的咀嚼功能正常时，避免过早使用糊状食物，以锻炼阿尔茨海默病患者的咀嚼能力，但须密切注意患者是否出现呛咳。如出现呛咳，应及时记录当时的食物性状，以便及时调整营养治疗方案。

（6）阿尔茨海默病患者表达能力逐渐下降或丧失，对于残余的食物，陪护人员需及时评估原因，可以再次鼓励患者进行尝试。除了过敏食物外，尽量不随意排除食物，以保证营养的均衡。

（7）用餐结束后，需检查阿尔茨海默病患者的口腔情况，确保食物已全部咽下。对于失能的阿尔茨海默病患者，可轻拍后背，促进胃部空气排出，防止胀气等不适。陪护者应及时帮助阿尔茨海默病患者清理口腔，有利于维持食欲。

（五）推荐食谱

阿尔茨海默病是人的记忆出了问题。中医认为人的精神情志和意识思维活动正常，有赖于五脏的生理活动功能的平衡。肾主封藏，主智，也可以理解为人体的"硬盘"，负责"记"的功能；心主血脉，主神志，"心者，君主之官也，神明出焉"，心与人的精神、意识思维活动有关，我们也可以理解为是人体的"CPU"，负责"忆"，回忆、计算、查找、提取信息；阿尔茨海默病也可以理解为以前记住的事情，回忆不起来了，是"记"和"忆"功能不协调了，我们可以让患者生活中多食用一些改善心肾功能的食物，帮助患者缓解症状。

食谱一：五花肉炖黄花菜

食材：五花肉、黄花菜、葱、姜，油盐适量。

做法：

（1）五花肉切成薄片备用。

（2）锅中放油，加入葱、姜爆香后，倒入五花肉煸炒，加入适量盐和热水炖熟。

（3）在肉汤中加入泡发的黄花菜再炖煮5分钟即可食用。

功效：黄花菜又名"忘忧草"，营养价值丰富，富含蛋白质、脂肪、糖类等营养成分。

黄花菜性味甘、凉,具有很好的利水凉血、安神明目、健脑、抗衰老功能,经常食用还能显著降低血清胆固醇含量,所以对于体弱的脑力劳动者及高血压患者有好的保健作用。五花肉不仅可以提供脂溶性维生素、蛋白质、矿物质,还有利三焦、补虚劳的功效。此食谱对于改善情志有益。

食谱二:黄芪益智乳鸽汤

食材:乳鸽1只,黄芪10克,益智仁5克,白芷5克,黄酒、葱、姜、盐适量。

做法:取处理好的净乳鸽1只,放入砂锅内,加入姜片、葱段、黄芪、益智仁、白芷,倒入适量黄酒、盐,小火慢炖。

功效:黄芪具有健脾补中、升阳举陷、益卫固表的功效,现代研究发现,黄芪含皂甙、蔗糖、多糖、多种氨基酸、叶酸,以及硒、锌、铜等多种微量元素,有增强机体免疫功能、保肝、利尿、抗衰老、抗应激、降压和较广泛的抗

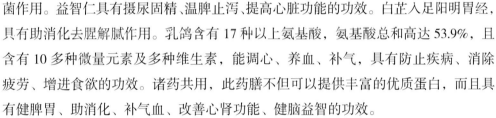

菌作用。益智仁具有摄尿固精、温脾止泻、提高心脏功能的功效。白芷入足阳明胃经,具有助消化去腥解腻作用。乳鸽含有17种以上氨基酸,氨基酸总和高达53.9%,且含有10多种微量元素及多种维生素,能调心、养血、补气,具有防止疾病、消除疲劳、增进食欲的功效。诸药共用,此药膳不但可以提供丰富的优质蛋白,而且具有健脾胃、助消化、补气血、改善心肾功能、健脑益智的功效。

食谱三:枸杞龙眼洋参粥

食材:枸杞10克,龙眼肉10克,西洋参3克,粳米50克。

做法:上述食材加水1000毫升熬粥。

功效:枸杞富含多糖、脂肪、蛋白质、氨基酸、多糖色素、维生素、甜菜碱等营养物质,具有滋补肝肾、益精明目之功效;龙眼肉具有补益心脾、养血安神的功效;西洋参具有滋阴补气、生津止渴、除烦躁、清虚火、扶正气、抗疲劳的功效,它含有的一种叫人参皂苷的成分,可强壮中枢神经、安定身心并消除疲劳,增强记忆能力,对老年痴呆症有显著功效。该食谱可用于气血不足、心悸怔忡、健忘失眠、血虚萎黄等病症,可辅助调补心肾功能,缓解老年痴呆症状。

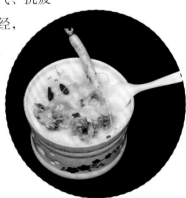

第四节　慢阻肺——警惕转成肺心病

一、你知道吗？

今年刚70岁出头的老马这些天有些心不在焉、闷闷不乐。毕竟，不管是谁，眼看着和自己一起玩了几十年的发小正打着牌，突然就倒地不起、驾鹤西去，都难免感叹世事无常。更何况，老马还和发小有着同样的毛病——慢性阻塞性肺疾病（慢阻肺）合并慢性肺源性心脏病（肺心病），而且他还有几十年的吸烟史，吸烟指数20×40。

于是，他来到医院咨询医生。

老马：医生您好，我想问一下什么是慢阻肺？

医生：慢阻肺是慢性阻塞性肺疾病的简称，它是一种慢性疾病，人们常说的"肺气肿""肺心病"都属于这个范畴。主要是指气流受限，不完全可逆、呈进行性发展。临床上以反复发作咳嗽、咳痰和伴有喘息症状为特征。

老马：肺心病是怎么回事呢？

医生：这里的肺心病指的是慢性肺源性心脏病，是肺胸慢性疾病或肺血管慢性病变，可引起的肺动脉高压，逐渐造成右心室肥大，最后发生心力衰竭的一类心脏病。肺心病的首要致病因素是慢性支气管炎并发的阻塞性肺气肿。

老马：那为什么慢阻肺会发展为肺心病呢？

医生：肺部损害以后，影响了气体交换，由于低氧加重，刺激肺血管的收缩，反复收缩的过程容易引起血管结构的变化，出现肺动脉压力的增高。可以说，没有肺动脉高压，就不会有肺心病，肺动脉高压的形成，主要有以下几个因素：缺氧、二氧化碳潴留、肺泡血管网毁损、炎症刺激、血容量和血液黏稠度增加。肺动脉的压力持续增高容易引起右心室的负荷增加，久而久之就会出现右心室衰竭，这样的话我们把它称之为肺心病。

老马：我有慢阻肺，需要怎么控制才能不发展到肺心病？

医生：肺心病不是慢阻肺的一个必然，然而我们看到确实有一部分患者随着疾病的进展，会发展成肺心病，在我国40岁以上人群发病率高达8.3%，远高于一些经济发达国家和地区。预防肺心病的最根本措施在于做好其主要致病因素——慢性阻塞性肺疾病的防治，特别是做好该疾病的营养干预。

老马：慢性阻塞性肺疾病的营养干预最常见的问题是什么呢？

医生：有资料报道，约 60% 的慢性阻塞性肺疾病患者存在程度不同的蛋白质、能量营养不良，营养不良的患病率与疾病的严重程度密切相关。发展为肺心病的患者多属于成人干瘦型营养不良。

二、原来如此

很多人疑惑，慢阻肺是肺部疾病，又不是消化道疾病，和营养不良有什么关系？其实，慢阻肺患者发生营养不良主要有以下几个因素：

1. 能量消耗增加 慢阻肺患者的能量消耗和营养消耗比普通人更多。

2. 营养物质摄入减少 慢阻肺患者常伴有心肺功能不全或者进食活动受限，使营养物质摄入减少。

3. 营养物质消化 吸收和利用障碍。由于长期缺氧、高碳酸血症、心功能不全、胃肠道淤血以及长期使用抗生素而引起的肠道菌群失调，导致胃肠道的消化吸收功能障碍。

4. 营养物质需求量增加 长期的营养供给不足及超出正常生理状态需求逐渐累积，使机体对各种营养素的需求量明显增加。

5. 药物影响 慢阻肺患者常用药物如皮质醇激素等会影响患者机体的代谢状态，茶碱类药物对胃肠道有刺激作用，而抗生素的长期使用易导致菌群失调，这些药物均会影响患者对营养素的吸收。

6. 其他因素 患者年龄往往偏大，出现食欲下降。此外，抑郁、吸烟、缺乏营养知识等在慢阻肺患者营养不良的发生中也可能起着重要的作用。

慢性阻塞性肺疾病对营养的要求是什么呢？

慢性阻塞性肺疾病对营养的要求可概括为"充足能量，蛋白适量，增加脂肪，糖类限量"。确切有效的营养治疗措施具体包括：①充足能量，防止体重进行性下降；②提高脂肪的供能比，适当低碳水化合物、高蛋白饮食，降低呼吸商；③少量多餐，选择软烂的饮食，易于患者消化吸收；④合理补充维生素和水分。

三、吃出健康

慢性阻塞性肺疾病的营养治疗总原则：低碳水化合物、高脂肪、适量蛋白质和充足能量及维生素的饮食，并且应根据患者病情，个性化地合理选择营养支持方法与途径。

当患者符合以下一种或多种情况时，应考虑营养支持治疗：

（1）体重指数小于 21 千克／米^2。

（2）6 个月内体重下降大于 10%，或者 1 个月内体重下降大于 5%。

（3）去脂体重下降：男性体重指数小于 16 千克／米^2，女性体重指数小于 15 千克／米^2。

（一）慢阻肺患者的营养调整

1. 能量　提供充足的能量供给，改变能量负平衡。美国营养师协会慢阻肺医学营养治疗指南提及，慢阻肺患者个体间能量需求差异极大，宜采用间接能量测定仪确定个体化能量需求，也可使用 Harris-Benedict 公式计算出基础能量代谢（BEE），乘以相应的应激系数。但也要注意的是，过高的能量摄入（1.7×BEE）也有可能使患者的通气负荷加重，反而不利于患者康复。

2. 蛋白质　肺部疾病患者对蛋白质的需求量与其他疾病无明显差别，供能比为 15%~20%。治疗开始时为了促进氮潴留和蛋白质合成，每天每千克体重可给予优质蛋白质 1.2~1.5 克。中等应激状态时，每天每千克体重蛋白质的需要量为 1.0~1.5 克；高度应激状态时，每天每千克体重蛋白质的需要量为 1.6~2.0 克。

3. 脂肪　一般稳定期脂肪供能占总能量的 20%~30%，具有严重通气障碍和呼吸衰竭等应激状态下的患者可适当提高脂肪供能比至 40%~50%。增加其中不饱和脂肪酸比例，对支气管及呼吸性细支气管平滑肌的收缩功能有利。

4. 碳水化合物　碳水化合物呼吸商较高，能产生较多二氧化碳，而慢阻肺患者存在通气功能障碍，二氧化碳不能有效排出，为减轻患者的呼吸负荷，降低二氧化碳分压水平，缓解高碳酸血症，应采用高脂肪低碳水化合物饮食。碳水化合物提供的能量占总能量的 50%~60% 为宜。如合并呼吸衰竭，严格控制碳水化合物的摄入量（占能量的 50%）。

5. 维生素和矿物质　慢阻肺患者容易出现各种维生素、矿物质及微量元素的缺乏，如维生素 C、维生素 E、钾、钙、镁、磷等，部分参与机体抗氧化防御系统，或是一些酶的辅酶，缺乏时将造成氧自由基对机体的损伤或影响各种物质的能量代谢，进一步加重呼吸困难。磷的补充在临床上经常被忽视。

6. 水　补充水分要合理并注重时机。给予足够的水分纠正脱水，可促进痰液稀释，使之易于咳出。但是在急性期或者患者伴有感染时，常存在液体潴留，应注意限制液体摄入量，以防加重肺水肿。对合并肺动脉高压、肺心病和心力衰竭的患者更要严格限制水的摄入量，防止进一步加重心肺负荷。若患者因严重感染出现脱水或呼吸机支持引起液体丢失过多，以及过度限制水的摄入而出现脱水，则应增加液体的供给，纠正脱水现象。

（二）慢阻肺患者的膳食调理

1. 膳食总原则

（1）慢阻肺患者饮食的烹饪需注意口味清淡，制作细软、易消化。餐次可采用少量多餐，每天在三顿正餐的基础上给予 2~3 次加餐。

（2）患者没有明显胃肠功能障碍时，应鼓励其尽可能经胃肠营养（吞咽困难者，可给予鼻饲），当肠内营养不能满足营养摄入量时，可短期给予静脉营养。

（3）大多数患者的营养支持应以调整饮食习惯和合理安排膳食为主。稳定期患者的基本膳食原则是适当高脂肪、高蛋白质、低碳水化合物，食物要细软、易消化，均衡搭配。

（4）食物选择不宜过于素淡，保证富含脂肪和蛋白质的动物性食物摄入量。

（5）普通患者可采用软饭、普食；呼吸机辅助呼吸者可鼻饲匀浆膳、肠内营养粉剂等营养制剂。但是，如果患者合并有心血管疾病、肾病等，其食谱需要医生进行特殊制订。

2. 宜选食材

谷薯类、肉类、蛋类、奶类和豆制品等食物均可食用，富含中链脂肪酸的油和单不饱和脂肪酸的橄榄油或山茶油，以及富含 ω-3 多不饱和脂肪酸的深海鱼也可纳入食物的选择。为适当降低糖类的供能比例，减少二氧化碳的生成，降低肺功能负荷，应适当限制谷薯类食物的摄入比例等。宜选食材包括：

主食：蒸软米饭、馒头或面条、面片、面包、松软的发糕及粗粮细做等；各种粥类，如白米粥、肉末粥、肉末碎菜粥、碎鸡肉粥、豆沙甜粥、枣泥粥等。

菜类：一般选择质地软、粗纤维含量少的蔬菜，如胡萝卜、菠菜、冬瓜、菜花等。

蛋类：蒸蛋羹、蛋花汤、卧鸡蛋、煮嫩鸡蛋、松花蛋、咸蛋、蛋糕等。

奶类：牛奶、奶酪、酸奶等。

肉类：肉末、肉丝、肉丁（猪肉、鸡肉、鸭肉等）、鱼丸、虾丸等。

豆类：豆浆、豆腐脑、豆腐汤、鸡蛋烩豆腐、各种腐乳等。

水果：梨、草莓、苹果等。

3. 忌用食材

（1）死面饼等粗、硬、不好消化的主食。

（2）含粗纤维较多的食物，如韭菜、芹菜、藕等。

（3）过热或过凉的食品。

（4）辛辣刺激性食物，如辣椒、花椒、大葱、大蒜、生姜等。

4. 烹饪要求　煎、炸、烧、烤的烹调方法都不适合慢阻肺患者，宜选择清炖、蒸、拌、白切等烹饪方式，保证食物软烂、容易消化，并且不对呼吸道造成刺激。患者以软食为主时，所有绿叶菜均要改刀切成 1 厘米长的小块，质硬蔬菜要制软。

（三）严格执行戒烟戒酒

1. 戒烟　吸烟是慢阻肺的主要危险因素，吸烟者慢阻肺的发病率为 35.5%，远高于不吸烟者的 7.8%，二手烟的暴露也会导致呼吸症状和慢阻肺。《慢性阻塞性肺疾病全球倡议》（2017 年版）就强调，戒烟是慢阻肺防治的关键措施和重要干预手段。

2. 戒酒　也有研究表明酒精可加重肺部疾病如肺炎、慢性阻塞性肺疾病等，长时间、高浓度的酒精影响黏液纤毛的清除率，加重哮喘病情，使患者肺功能恶化，死亡率提高。因此酒精也是慢阻肺患者死亡的独立危险因素，应予以戒除。

（四）推荐药膳

药膳方一：海蜇头马蹄羹

食材：海蜇头 150 克，马蹄 100 克，枸杞 20 克，盐 5 克，味精、胡椒粉各少许，水淀粉适量。

做法：

（1）海蜇头泡洗干净，切片，用 70~80 摄氏度的水焯过备用；马蹄洗净，去皮、切片备用；枸杞洗净。

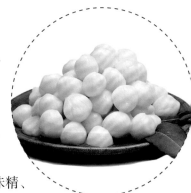

（2）锅中加水烧开，下入马蹄片、枸杞，烧开，加盐、味精、

胡椒粉调味，用水淀粉勾芡，放入海蜇头煮至熟即可。

功效：此方具有清热化痰、消积化滞、润肠通便的功效，适用于肺热痰壅、咳嗽痰多、喘急胀满、大便燥结患者。

药膳方二：川贝母炖雪梨

食材：川贝母 10 克，雪梨 2 个，冰糖、银耳各 20 克。

做法：

（1）先把川贝母洗净；雪梨切块备用。

（2）锅中放入 100 克水，加川贝母、雪梨块、银耳、冰糖，炖 30 分钟即可。

功效：此方具有润肺止咳、清热化痰的功效，适用于虚劳咳嗽、肺热咳嗽、气管炎及老年性咳喘等症。

药膳方三：菠菜洋葱牛肋骨汤

食材：牛筋 125 克，带肉牛肋骨 500 克，菠菜 50 克，洋葱 20 克，盐、胡椒粉少许。

做法：

（1）牛筋、牛肋骨洗净，将牛筋切成长条备用。

（2）洋葱对切成四大瓣，菠菜洗净后切段备用。

（3）以汤锅烧开水，滚沸后放入牛肋骨、牛筋和洋葱。待再次滚沸，将炉火调成文火，再煮 40 分钟，放进菠菜，加适量盐调味，菠菜烫熟即可熄火，撒上少许胡椒粉来提增香气。

功效：此方具有清热抗感、增强自身免疫的功能，经常食用还能改善微循环及新陈代谢。

药膳方四：杏仁菜胆猪肺汤

食材：菜胆 50 克，杏仁 20 克，猪肺 750 克，盐适量。

做法：

（1）全部材料洗净，猪肺反复注水挤压直至变白，切块，氽烫。

（2）起油锅，将猪肺爆炒 5 分钟左右。

（3）将 2000 毫升水煮沸后，加入所有材料，大火煲开后改小火煲 3 小时，加盐调味即可。

功效：此汤具有益气补肺、止咳化痰的功效。

第五节　皮肤瘙痒——改变习惯和饮食

一、你见过吗？

赵大爷今年 69 岁，已经退休多年。退休后，他最喜欢的休闲娱乐活动就是钓鱼。为了钓鱼，他经常在太阳底下一坐就是大半天。即便是夏天最炎热的时候，他也顶多就是戴一顶帽子。邻居都说，他这是"冬钓三九，夏钓三伏"。

赵大爷有个怪癖，爱钓鱼但是却不爱吃鱼，他钓上来的鱼大多都送给了左邻右舍。他除了不爱吃鱼，还不爱吃肉，肥肉更是从来都不沾的，老伴炒菜的时候连多放点油他都要抗议半天。他觉得年龄大了，吃大鱼大肉对身体不好，都说清淡饮食好，他也习惯这样了。但是他喜欢吃姜、蒜、辣椒等辛辣的食物，油盐可以少，辣椒不能少。吃饭的时候再配上两口小酒就更惬意了。

每天钓完鱼，他最喜欢的事情就是泡澡、搓澡。无论春夏秋冬，几乎天天都洗澡。天冷的时候在澡堂里用热水一泡，把皮肤泡得红红的，再好好搓一搓，最后再打个药皂，这是赵大爷一直以来的习惯。他感觉洗完澡用药皂一冲，身上舒服极了，所有的汗味、鱼腥味、土味都没有了。

退休后的生活过得很惬意，但是赵大爷也有一个小烦恼：晚上睡觉的时候，一脱衣服他就觉得浑身痒，一会儿腿痒，一会儿背痒，抓也不解痒，晚上都没办法睡个囫囵觉。

最近，这种现象越来越严重，甚至白天他也觉得浑身痒，皮肤都抓破了也没办法止痒，有的地方还长了红色的小点点。忍无可忍，他到医院去找皮肤科大夫一看，这才知道自己患的是老年皮肤瘙痒症。

二、原来如此

老年皮肤瘙痒症多见于 60 岁以上的老年群体，通常男性患者多于女性患者，一般表现为阵发性皮肤瘙痒，尤其是夜间更为严重。其主要病变为皮肤干燥、变薄，出现糠状脱屑的状况，对其进行长期的搔抓会出现严重的血痂及抓痕，也可能出现色素沉着、苔藓样变、湿疹样变等症状，严重的还会出现皮肤感染。

老年皮肤瘙痒症与皮肤老化密切相关。皮肤老化通常分为内源性衰老和外源性老化。内源性皮肤衰老是由于老年人生理变化导致的皮肤萎缩退化变性、皮肤腺体功能低下、皮肤干燥等，使皮肤表面的水脂乳化物不足，以致皮肤中和碱性物质能力下降，使皮肤处于缺水状态，表面粗糙、干裂。外源性皮肤衰老则主要是环境因素引起，如紫外线辐射、吸烟、风吹、日晒及接触有害化学物质等引起。皮肤衰老不仅严重影响美容，与很多皮肤疾患，如皮肤干燥、瘙痒症、脂溢性或日光性角化病、皮肤肿瘤等有着病因学上的联系。因而需要加强自我保健意识，注意饮食及养成良好的生活习惯，从而减轻或避免其对机体的影响，达到预防疾病、促进健康、提高生活质量的目的。

瘙痒发生可引起睡眠障碍甚至是身心问题，影响患者生活质量，同时"瘙痒－搔抓"恶性循环可能加重病情，控制瘙痒症状是治疗的主要目的之一。润肤剂、抗组胺药、外用抗炎药物、系统性抗炎药、生物制剂、光疗等对于瘙痒都有良好疗效。对于慢性顽固性瘙痒（尤其夜间剧烈瘙痒）如上述治疗控制欠佳者，可尝试米氮平、普瑞巴林、帕罗西汀、纳曲酮等系统止痒药治疗，但要注意其不良反应，具体情况需到医院看后遵医嘱进行。

研究显示老年瘙痒症在冬季症状最为明显。冬天气候寒冷，气温低，皮肤及皮下毛细血管收缩，皮脂及汗腺的分泌及排泄减少。冬天气候干燥，空气中的相对湿度低，使皮肤更加干燥粗糙。皮脂减少和皮肤含水量减少均可加重皮肤屏障功能的破坏，而进一步加重瘙痒的症状，故冬天容易引起皮肤瘙痒。春季和秋季多为大风天气，空气中的正离子增加，同样使皮肤感到不适。在高温、高湿、风力小的夏季可分泌大量汗腺和皮脂，使皮肤能保持湿润状态，故不易引起皮肤瘙痒。

慢性瘙痒的主要结果是令人难以入睡或是干扰睡眠。它不但影响睡眠质量，还可严重影响人们的生活。患者可以因瘙痒而破坏睡眠，而睡眠不足又影响整个白天的生活。瘙痒症状越重，其生活质量越差。虽然瘙痒对人体不会造成重大损害，但病程长，容易反复发作，对患者睡眠和情绪都会造成不良的影响，尤其是老年人多少都患有程度不同的高血压、心脏病等慢性疾病，瘙痒甚至还可能引起或加重其他原发疾病。

三、吃出健康

为预防和减缓老年瘙痒症的发生、发展，我们总结出以下 6 条原则，帮助大家健康饮食，避免误区。

1. 多吃新鲜的蔬菜水果、富含膳食纤维的薯类　瘙痒症患者应多吃富含粗纤维的食物，如山药、红薯、火龙果、芹菜、茄子、土豆、青菜、猕猴桃等。过度加工后的精白米面损失了大量 B 族维生素、矿物质、膳食纤维和植物化学物。薯类中的维生素 C 含量较谷类高，马铃薯中钾的含量非常丰富，甘薯中 β - 胡萝卜素含量比谷类高，还含有丰富的膳食纤维。有利于皮肤屏障的恢复。同时膳食纤维通过促进肠道益生菌的生长，发展和维持肠道的免疫功能，提高身体的免疫功能。

2. 多饮水，补充体内水分　水是保持细胞形状及构成人体体液必需的物质，成人体内水分含量约占体重的 65%，水广泛分布在组织细胞内外。老年人肾脏功能减弱，体液平衡恢复较慢。同时由于口渴感比较迟钝，在环境温度和湿度升高的情况下，水摄入不足的风险增加。因此，老年人不应在感到口渴时才饮水，而应该有规律性地主动饮水。当身体不能得到足够的水分时，它就会从体内获取水分，营养物质的消化、吸收、循环、排泄过程受限，便秘等其他问题就会出现。而充足的水分可以滋润肌肤，有助于解决皮肤干燥的问题。喝水能够促使皮肤表层细胞的水分更加充足，有助于皮肤水油平衡。同时足量的水分可以保证身体的新陈代谢，促进皮肤排除毒素。老年人一天白开水的饮水量应不低于 1500 毫升，如有水肿、肾功能不全、心衰、肝硬化等疾病则遵医嘱确定饮水量。

3. 适量补充维生素 A、维生素 E、B 族维生素及维生素 C　适当补充维生素有利于机体和皮肤代谢平衡，提高抗氧化作用，增强皮肤的生理功能，从而减少发病。

维生素 A 属于脂溶性维生素，多存在于动物性食物中，如动物的内脏、鱼肝油、禽蛋等；也可来源于植物性食物中的胡萝卜素，主要存在于深绿色或红橙黄色的蔬菜或水果中，如西蓝花、菠菜、胡萝卜、柿子等。维生素 A 可维持上皮细胞的形态完整和功能健全。维生素 A 缺乏可导致上皮组织的干燥，使皮肤发生病变。同时维生素 A 缺乏时，免疫细胞内视黄酸受体的表达相应下降，影响机体的免疫功能。

维生素 E 能够保护细胞膜免受自由基的氧化损伤，所以能够帮助修复并巩固肌肤的天然保护屏障，锁住肌肤内水分。同时随着人们年龄增加，细胞内某些成分被氧化后分解形成脂褐质物质沉积在皮肤上，维生素 E 可减少其形成，改善皮肤弹性，提高免疫力。

B 族维生素是水溶性维生素，包括维生素 B_1、维生素 B_2、维生素 B_6、维生素 B_{12}、维生素 PP、叶酸等，在促进生长、免疫调节、抗氧化、预防和控制慢性非传染性疾病方面都发挥着重要作用，B 族维生素可以帮助修复受损皮肤黏膜，可以预防各种皮炎、皮肤过敏症、脂溢性皮炎等皮肤疾病，并可减少皮炎的复发。因此，B 族维生素整体对维持好的皮肤是有帮助的。

维生素 C 是一种生物活性很强的物质，在体内具有多种生理功能。它能促进皮肤中胶原蛋白的合成。当维生素 C 缺乏时，胶原蛋白合成障碍，导致创伤愈合延缓。维生素 C 同时可以清除自由基、抗氧化，防止和延缓维生素 A 和维生素 E 的氧化，使其更好地发挥其生理功能。

4. 可适量补充富含胶原蛋白的食物 有研究显示，食用胶原蛋白粉具有显著的改善皮肤水分的作用。因此补充适量的胶原蛋白有助于皮肤屏障的恢复。胶原蛋白多在动物结缔组织和肉皮中，如猪蹄、鱼胶等。但它属于不完全蛋白质，既不能维持生命，也不能促进生长发育，且食用时常常伴有大量的脂肪摄入，因此食用时需适量，胃肠功能障碍及高血脂的患者应避免食用。

5. 避免刺激、过敏类食物 咖啡、浓茶、烟酒、海鲜、辛辣刺激类食物可引起或加重皮肤瘙痒，应避免此类食物的摄入。当皮肤屏障功能受损时，需确定食物与皮疹间的因果关系，应避免食用致敏的食物，否则不推荐盲目避食，过度避食可导致营养不良。

6. 避免过度劳累，劳逸结合 保持良好的起居环境，室内温度适宜，避免环境干燥、日光暴晒、寒冷刺激等，秋冬注意保暖，若空气干燥，可使用加湿器。适当锻炼，提高免疫力。正确选用护肤品，选择使用性质温和、成分简单的保湿剂。洗澡不宜太勤、水温不宜过高、揉搓不宜过频繁。适宜穿棉质松软的衣物。避免对患处过度抓挠，适量涂抹止痒药。

药膳推荐：

药膳方一：荸荠米粥

食材：荸荠、大米。

做法：将荸荠洗净去皮后切片，将切片的荸荠放入锅中加入清水和洗好的大米，大火烧开后转小火煮成汤粥食用。

功效：可缓解经常复发的慢性湿疹引起的脱屑和瘙痒。

药膳方二：黄芪血藤瘦肉汤

食材：黄芪 30 克，鸡血藤 15 克，猪瘦肉 150 克，调味品适量。

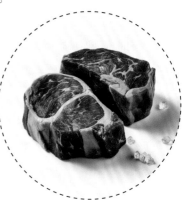

做法：

（1）将黄芪、鸡血藤择净，放入罐中后加适量清水浸泡 5~10 分钟。

（2）水煎取汁。加猪瘦肉煮熟后调味服食。

功效：益气养血、祛风止痒。

药膳方三：黄芪大枣汤

食材：黄芪、大枣各 30 克，桂枝、白芍、防风、白术、茯苓、女贞子、旱莲草、丹参、当归、白蒺藜各 15 克。

做法：将诸药择净，放入药罐中。加入清水适量，浸泡 5~10 分钟后，水煎取汁。

功效：益气固表、调和营卫、祛风止痒。

第六节　前列腺增生——男人内急憋不得

一、你见过吗？

老李是一名长途车司机，从二十岁出头开始干这行，如今已经干了快 40 年。几十年来，他一直谨慎驾驶，从来没有发生过安全事故，是单位里的"安全明星"和"技术标兵"。

老李有一个毛病——喝水如喝酒，喝酒如喝水。先说"喝水如喝酒"。老李开车的时候很少喝水，他的说法是为了避免在高速公路上赶不上服务区，没办法解决"三急"问题，而且即便赶上服务区，一进一出也太耽误时间。所以，他开车时干脆很少喝水，即便内急，他也尽量憋着。再说"喝酒如喝水"。老李外号"李八两"，混出这个名号，源于他每次歇班时总是无酒不欢。时间一长，酒量就练出来了：八两之前不头晕，再喝八两还能保持不倒，故而得名"李八两"。用别人的话说，他"喝白酒跟喝白开水一样，眨眼间一杯就下了肚"。

时光如白驹过隙，三四十年眨眼就成为过去，年底就要退休了，"李八两"走南闯北，也由当初的帅小伙儿变成了大腹便便的老大爷，腰围从二尺三长到了二尺九，走到哪儿都得挺着"将军肚"。他心想，终于可以不用上班放轻松一些了，但是这一点好心情却被刚刚拿到手的体检报告打破了。医生告诉他，他的前列腺增生已经很严重了，如果吃药不能有效控制的话就要手术治疗了。听到这个消息他很震惊。其实 10 年前他体检时就提示前列腺轻度肥大了，那时他还是有些紧张的。但是后来有些同事告诉他男人一上了年纪就多多少少都会有这个毛病，所以他也就没对这件事上心，哪知道现在会发展到可能需要手术的地步……

二、原来如此

良性前列腺增生是引发中老年男性排尿障碍原因中最为常见的一种良性疾病。它是一种复杂的、由多种因素造成的疾病，主要表现为组织学上的前列腺间质和腺体成分的增生、解剖学上的前列腺增大、下尿路症状为主的临床症状以及尿动力学上的膀胱出口梗阻。现代中医结合有关前列腺的解剖知识，将之称为"精癃"。良性前列腺增生会严重影响患者的生活质量，并对个人和社会造成沉重负担，它的发病率随着年龄的增加而增加，随着我国人口老龄化，将会有更多的人受到它的困扰。

研究表明，超过 40 岁的男性可出现良性前列腺增生的尿路梗阻症状，其中近 1/2 会出现尿末滴沥，1/4 会出现尿线变细、无力，1/5 会出现排尿等待。急性尿潴留的风险也从 40~49 岁的 0.2% 上升至 80 岁以上的 3%。在美国，50~59 岁年龄组的良性前列腺增生症发病率为 30%，而 70 岁以上的老年男性良性前列腺增生发病率高达70%。在我国，因缺乏系统大规模的摸底排查，难以窥其全貌。然而我国人口基数庞大，老龄化现象日益加剧，良性前列腺增生患者数多且分散，为有效控制和降低前列腺疾病的发生造成困难。

良性前列腺增生的主要危险因素为年龄增大和循环雄激素的存在，此外还发现关节炎、哮喘、焦虑症、抑郁症、心脏疾病、代谢综合征等疾病与良性前列腺增生症的发生、发展亦有一定的关联性。如上述的李先生那样运动量不足，以久坐为主，长期精神压力较大、饮酒、肥胖、憋尿都是造成前列腺增生发生、发展的常见因素。

良性前列腺增生的临床症状包括储尿期症状、排尿期症状以及排尿后症状。储尿期症状包括尿频、尿急、尿失禁以及夜尿增多等；排尿期症状包括排尿踌躇、排尿困难以及间断排尿等；排尿后症状包括排尿不尽，尿末滴沥等。临床症状的轻重取决于膀胱出口梗阻的程度，前列腺的大小与症状的严重程度不一定成比例。目前，现代医学根据良性前列腺增生病情的轻重及并发症予以保守治疗、药物治疗和手术治疗。

三、吃出健康

为预防和减缓良性前列腺增生症的发生、发展，我们总结出以下膳食原则，帮助大家健康饮食，避免误区。

（一）膳食原则

（1）多吃新鲜蔬果，增加全谷物、豆类的摄入量，重视膳食纤维摄入。一般认为东方民族前列腺增生症的发生率比西方民族小。一些学者曾经对移居美国本土和夏威夷的中国和日本移民进行跟踪调查，发现数代之后，前列腺增生症的发病率与一般美国人基本相同：这项调查表明前列腺增生很可能是由环境因素造成的。而在环境因素中饮食习惯可能最为重要。有学者指出：亚洲民族的食物中可能含有抑制前列腺生长的物质。蔬菜、水果、全谷物和黄豆中的某些成分经胃肠道中的微生物分解而产生一些特殊的分子，此类分子具有微小的雌激素作用。因此，可经内分泌的途径改变前列腺表皮与间质细胞间的相互关系。研究还发现，蔬菜、水果、全谷物及大豆中均有防癌、减少前列腺发病的作用，这些食物中除有丰富的纤维素外，还有丰富的特殊物质。如植物求偶素类等，可抑制前列腺的生长发育。

（2）提倡动物蛋白和植物蛋白合理搭配食用，控制脂肪摄入。《中国居民膳食指南（2022）》建议老年人一般情况下每日蛋白质摄入量在每千克体重 1.0~1.2 克，日常进行抗阻训练的老年人每日蛋白质摄入量为每千克体重 ≥ 1.2~1.5 克。其中来自鱼、虾、禽肉、猪牛羊肉等动物性食物和大豆类食物的优质蛋白质比例不低于 50%，如每天畜肉类 50 克，鱼虾、禽类 50~100 克。但如果摄入过多会增加消化系统和肾脏的负担，故有肝肾疾病患者应注意蛋白质的控制。对于老年人，应提倡多吃奶类、鱼类和豆类，荤素合理搭配。调查发现：前列腺疾病发病率高的西方国家饮食中脂肪含量较高，而在亚洲发病率低的地区，他们的饮食除低脂肪外，还含有较多量的膳食纤维。

很多实验和研究证明，高脂肪低纤维素饮食，特别是动物脂肪的过多摄入，会造成前列腺疾病的发病率及死亡率明显增高。老年体内脂肪组织随年龄逐渐增加。故老年人的脂肪摄入一定要有所节制。一般可根据总热能的 15% ~25% 供给。除了考虑脂肪摄入的总量，更重要的是脂肪酸的种类。按照脂肪酸的饱和程度来说，饱和脂肪酸摄入不宜多于总能量的 10%。不饱和脂肪酸主要包括单不饱和脂肪酸、ω-3 多不饱和脂肪酸和 ω-6 多不饱和脂肪酸。适宜的 ω-6 多不饱和脂肪酸和 ω-3 多不饱和脂肪酸比例应为（4~6）：1。有研究显示，每日摄入 DHA（二十二碳六烯酸）+EPA（二十碳五烯酸）> 250 毫克可降低慢性病的发病风险。我国推荐老年人膳食 DHA+EPA 的量为每天 0.25~2.0 克。

（3）多食含抗氧化营养素丰富的食物，重视钙、铁、锌的补充。一项研究发现，在正常的前列腺组织中，维生素 A 和胡萝卜素的浓度比良性前列腺增生的组织高 2 倍，比前列腺癌组织高 5~8 倍，认为维生素 A 和胡萝卜素可预防前列腺疾病的发生。番茄红素是一种非常重要的类胡萝卜素，主要来源于番茄，在前列腺、肾上腺、睾丸中浓度特别高，而且其生物学活性随年龄增高而降低。目前发现番茄红素可直接作用于前列腺组织，预防和抑制前列腺组织的增生和前列腺癌的发生、发展。红色、黄色、绿色的蔬菜、水果、番薯等都含有丰富的胡萝卜素和类胡萝卜素。维生素 E 和维生素 C 是典型的有效抗氧化剂，能拮抗多种疾病和癌肿的发生，对男性前列腺组织有很强的保护作用。维生素 E 存在于粗粮、杂粮、植物油、坚果、豆类及有色蔬菜中。新鲜的蔬菜水果如番茄、葱头、莴苣、芹菜、青椒、柑橘、草莓、葡萄等以及干果、花粉、野菜等都含有维生素 C。还有资料证明，食物中的 B 族维生素、钙、铁、锌在前列腺的保护中共同起重要作用。在饮食上可注意多饮水、多食含锌丰富的水果尤其是苹果，因前列腺中锌含量的多少可影响抗菌、杀菌能力。

（4）戒烟、戒酒，适量饮茶。吸烟和喝酒可刺激前列腺的增生和诱发前列腺炎，不宜饮浓咖啡和浓茶。饮茶要清淡些，可助消化，减肥去脂，于身心均有利。一些文献也谈及绿茶对前列腺的作用，绿茶内含有多种活性物质，如抗氧化剂、还原酶抑制剂、芳香酶抑制剂、酪蛋白酸酶抑制剂等：这些活性物质可引起前列腺细胞萎缩及凋亡活跃，从而抑制前列腺增生。

（5）保持适宜体重，避免肌肉衰减及肥胖。肥胖是很多慢性病的危险因素，过瘦则会导致抵抗力降低，增加死亡风险。因此维持适宜的体重对身体健康尤为重要。良性前列腺增生症的患者中绝大多数都存在超重及肥胖的问题，脂肪蓄积过多。同时随着年龄的增加，膀胱负责控制尿液流出的肌肉力量减弱以及对膀胱充盈程度感觉的敏感度降低，常常会出现尿频、尿失禁的情况。因此，不少老年男性面临膀胱颈部肥厚、前列腺增生而出现排尿困难。无论是过胖还是过瘦，都不应采取极端措施让体重在短时间内产生大幅度变化，养成良好的饮食习惯和运动习惯，逐步调整体重达到正常范围。

（6）良好的饮食习惯，合理的膳食结构，适当的户外活动。老年人及前列腺增生患者应少吃多餐，清淡饮食，忌食辛辣刺激性食物，少油炸烧烤，不偏食挑食，不暴饮暴食。一日餐次可安排为4~5餐，正餐控制在七八成饱即可，原则是"早餐好，午餐饱，晚餐少"。加餐可吃一些茶点、牛奶、水果等，如苏打饼干、蛋卷、牛奶、酸奶、豆浆、果汁燕麦粥、芝麻糊、藕粉、核桃仁、水果等，并注意补充水分，适当吃些红薯、芋头等。进食环境和进食时的情绪状态也是合理膳食的基本卫生要求之一，全家同食不但食物品种多，而且家庭的天伦之乐、和谐气氛有助于营养素的消化吸收。坚持适量户外活动，避免感冒，每晚热水坐浴，有助于改善前列腺的血液循环，对前列腺增生治疗和预防前列腺炎的发生均有益处。

（二）药膳推荐

药膳方一：凉拌马齿苋

食材：马齿苋200克，油、盐、酱油适量。

做法：

（1）将马齿苋清洗干净，在加盐的开水中焯水2分钟左右捞出。

（2）装盘，加入油、盐、酱油等调料搅拌均匀即可食用。

功效：凉血止血，清热解毒，利尿抗炎。

药膳方二：蒲公英炒蛋

食材：蒲公英100克，鸡蛋两个，油盐适量。

做法：

（1）将鸡蛋搅拌打散成液，加少量盐搅匀后备用；蒲公英洗净备用。

（2）热锅倒油，放少许油后倒入鸡蛋液翻炒至成形。

（3）加入洗净的蒲公英继续翻炒，菜熟后加入盐调味装盘即可。

功效：清热解毒，利尿通淋，消肿散结。

药膳方三：茯苓糕

食材：茯苓粉、面粉、糖、泡打粉、发酵粉。

做法：

（1）将茯苓粉、面粉、糖、泡打粉混合均匀后加入发酵粉和清水搅拌成比较稠的面糊。

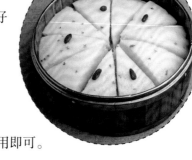

（2）将面糊发酵至 2 倍大（30~60 分钟），将发酵好的面糊倒入容器中蒸 20~30 分钟即可。

功效：健脾祛湿，宁心安神，利水消肿。

药膳方四：油菜花粉

食材：大米或小米、油菜花粉

做法：以大米或小米熬粥，取油菜花粉适量，拌粥食用即可。

功效：润肠通便，补充营养，增强免疫。

第七节 失能老人——要吃饱还要"吃好"

一、你见过吗？

在医院康复科或疗护中心，我们总能听到这样的对话——

家属：我怎么觉得我家老人越来越瘦呢？

营养师：你每天都喂他吃的什么？每天几次？

家属：就是流食或把普通食物打碎喂呀，肉糜、粥、牛奶这些东西，每次 300 毫升左右，每天 3 次。

营养师：您知道您家老人每天需要多少能量、多少蛋白质吗？

家属：不知道……

统计数据显示，我国目前有失能老人超过 4200 万人，其中大部分为 80 岁以上老人。这些失能老人由于疾病原因无法经口正常进食饮食，只能进食流食。很多时候我们去病房会诊，询问患者每日进餐数量和食物种类时，得到最多的答复就是米汤、肉汤、果汁、牛奶等。这类食物的营养成分单一，能量及营养素均无法达到患者每日所需，所以并不推荐患者长期采用这种流质饮食作为营养的唯一来源。对于那些高龄、消化功能不全的患者，或者由于牙齿缺损、吞咽困难甚至是鼻饲的人群来说，进食流质是补充营养的途径之一。

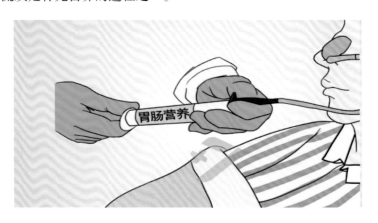

鼻饲是肠内营养支持的一种方式，多用于长期昏迷或吞咽困难的患者。将营养管经鼻腔插入胃或肠内，建立起一条"营养通道"，实现食物、水分和药物的快速准确注入，达到维持人体必需营养需要和治疗的目的。

经鼻胃管推注时，用量也是五花八门，有的选择 100 毫升，有的选择 400 毫升，一天 3 次或是 5 次全凭感觉发挥。对于完全依靠鼻饲喂养的患者来说，效果"立竿见影"："怎么感觉老爷子瘦了？""白蛋白不升反而降了好多啊！""体力为啥越来越差了？"于是，我们就很容易碰见文章开头那一幕。

二、原来如此

针对老年失能患者，家庭肠内营养（自制食物匀浆）受到很多人青睐。主要原因有：①传统观念根深蒂固，认为由天然食物配成，更符合人体需要；可根据实际情况由汤水的流质渐渐过渡，及时调整营养素成分，可做到个体化；此法对于营养状况良好、短期实施肠内营养的患者非常适用且效果显著。②其价格低廉，众多家庭均可接受。③匀浆膳为天然食物配成，其渗透压正常，对胃肠道无刺激，符合消化道生理功能。由于这些观点的存在而偏颇于自制食物匀浆。④对商品匀浆缺乏客观认识——商品匀浆制剂是工业化生产，能够达到无菌要求，并且三大营养素、维生素和微量元素的成分明确，性状均质，可通过细孔径喂养管，患者不良反应少、耐受性好，应用较为方便。

传统自制食物匀浆的方法是将各种食物蒸熟搅匀制成糊状后管饲，其卫生难以保证。家庭肠内营养（自制食物匀浆）也有诸方面不足：①这种自制食物匀浆，能量系数不足（浓度较稀），一般满足不了危重患者一日需求。如果配置满足患者能量需求后，液体量较大，为3~4升。每日5次，每次至少600毫升。卧床老人消化能力差、胃肠蠕动慢，大量喂养不但增加消化负担，还会增加反流误吸的风险，增加肺部感染的概率。对于合并心衰、水肿需要限制液体量的危重患者，光从液体限制这一点来说，就显然不符合实际。即便采用24小时持续静脉滴注，静脉滴注速度太快也不符合常规要求。②保证三大营养素的供应，维生素、微量元素却无法保证。即便能保证，各种营养素在不同程度上出现降解、分解。如维生素C降解受温度影响很大，其降解速度与温度密切相关。③营养液最佳温度为37~42摄氏度，过冷或过热均会引起患者不适。④由于制作过程人为因素影响较多，其营养素的含量不甚明确或差异较大，且各种食物蒸熟搅匀制成糊状后管饲，其卫生难以保证。⑤此外，由于自制匀浆膳是由天然食物直接制成，其黏度较高，固体成分易于沉降，不易通过细孔径的喂养管，造成管饲不便，甚至堵管。

一份仅能提供 1300 千卡能量的匀浆膳（共 2500 毫升），假设一天分 6 次管饲，每次则约需管饲 420 毫升，这在卧床老人的实际喂养中是几乎不可能实现的。

大家所认为的管饲次数多、单次喂养量不少（6 餐/天，200~300 毫升/餐），其实仅是液体总量大的假象，以卧床老年患者营养需求来比较，每天管饲 1200~1800 毫升自制匀浆，实际提供能量值仅能满足其 50%~70% 的需求。可想而知，那些营养需求量更高的人群、存在发热等高消耗因素的人群，营养缺口有多大。长期的营养摄入不足，必然会面临体重下降、肌肉衰减、低蛋白血症等营养问题。

所以除了家庭自制匀浆膳以外，别忘了考虑商品化的营养制剂，营养成分上可以更加明确，能量密度更容易达标，特别是大大地减少占用的时间和精力，也更为卫生。一般医院营养科都有，除了参考产品说明书，最好在临床营养师的指导下使用。它可以提供更精确的营养素水平来达到目标营养需求，在单一营养素的强化也更具有灵活性。

三、吃出健康

（一）鼻饲饮食的能量要求

一般卧床或者轻体力的老人的能量计算为每千克体重 25~30 千卡。例如，一个体重为 60 千克的老人，每日的能量需求为 1500~1800 千卡。

（二）自制匀浆膳的步骤

选：选择食材。

称：称量鲜重可食用部分食物的重量。

洗：洗干净食材。

煮：将食材煮熟并加入调料。

搅：将食材加入搅拌壶并加入 150~200 毫升白开水。

筛：将煮熟后的食物中较粗的颗粒进行过筛。

（三）自制匀浆膳的方法

匀浆膳多由天然食物制成。先将食物煮熟，鱼、鸡、排骨等食物要去骨去刺。将各种食物用高速组织捣碎机研磨，加水调至糊状即可。匀浆膳所含营养成分与正常饮食相似，可调制成能量充足、营养素种类齐全的平衡饮食，渗透压不高，对胃肠刺激小。

（1）准备一台食物捣碎机（如豆浆机）并清洗干净。

（2）将各种备用食物清洗干净，去除不可食用的部分，如肉类（包括鸡、鱼、猪、牛肉、蛋等）去骨、刺、壳，红枣去核，根茎、瓜果类蔬菜去皮，叶菜类选嫩叶。

（3）将准备好的食物切成小块煮熟，主食用米饭或馒头，然后将每餐所需要的食物混合，加适量的水一起放入捣碎机中（叶菜类洗净后切碎可直接放入），启动机器，待食物全部搅成无颗粒的糊状后倒出，装在干净的锅内。

（4）将锅置火上烧煮，边烧边搅动锅内食物，可加入食盐及食用油（食盐每天用量 3~6 克，食用油每天不超过 25 克），煮沸 3~5 分钟后倒入已消毒好的容器中备用。

（5）如煮沸过的食物中还有较粗的颗粒，则需过筛。

（四）自制匀浆膳的注意事项

（1）家庭自制匀浆虽然能最大限度地接近天然食物，但是由于制作出来的体积大，能量密度低，导致一些原本食欲差、胃容量小的老年人出现消化不良的症状。这时为了增加匀浆的能量密度，可以增加部分成品的营养制剂。

（2）食物先煮熟：所选食物均应先煮熟后再捣碎，因生品捣碎后再煮易凝结成块、不利于输注。若捣碎后仍显粗糙则要过筛。

（3）食物要新鲜：保证所用食物新鲜卫生，最好每餐烹制后即用，如需放置几小时则必须装瓶后用高压锅蒸 20~30 分钟。也可将全天所需匀浆膳一次性制备后按餐次分装，放入 4 摄氏度冰箱保存，于 24 小时内使用完毕，注意每次喂养前应加热完全、晾至体温再喂食。

（4）患者对鼻饲要有一段适应过程，开始时膳食宜少量、清淡、逐渐加量，中午食量稍高于早晚食量，每日 5~6 次。

自制匀浆膳与商品匀浆膳对比

	自制匀浆膳	商品匀浆膳
能量	1914千卡	2252千卡
蛋白质	108.9克	95克
脂肪	69.63克	70克
碳水化合物	229.32克	300克

	自制匀浆膳	商品匀浆膳
口感	甜中带咸	微甜一点
物料价格	食材65.72元，1914千卡（自主采购食材）	500克68元，2252千卡
制作方式、时长	35分钟，烦琐	5分钟 更容易现配现用
营养	营养素含量不明确	营养素标签明确

同样以每日提供 1300 千卡为例，鼻饲管喂养的患者可参考以下喂养模式——

早、中、晚：分别管饲自制匀浆 250 毫升。

早加餐、午加餐、晚加餐：分别予以营养液 250 毫升（1.5 千卡 / 毫升），喂养总量不会太大，也能充分满足营养需求。

第八节　中风先兆——千万别"弄假成真"

一、你见过吗？

80 岁的李老汉平时身体挺健康，喜欢在小区里散散步、锻炼锻炼。一天清早起来，他感觉有点轻微头痛、眼睛痛，脖子有点不得劲儿，肩部也有点酸。他没有太在意，觉得可能是夜里没有睡好，于是如往常一样收拾利索后就出了门。

走着走着，他突然感觉左手有点麻木，随后是左脸部和唇部也开始有麻痹感。他并没有意识到这有什么问题，认为自己可能只是没休息好，累了，于是继续往前走。刚走了几步，就感觉头晕目眩，双腿也开始颤抖起来。很快他的身体失去了平衡，倒在了路边的花坛里。他想站起来，却发现腿脚不听使唤。他想呼救，却发现舌头僵硬，已经说不清楚话了。一位过路人看到李老汉跌倒在地，急忙将他扶起，发现他的左侧肢体有异常。路人立即拨打了"120"急救电话。救护车很快赶到，医生进行了简单的检查后，初步判断李老汉得了中风。他们迅速将李老汉送往最近的医院。

在医院，医生一边通知李老汉家属，一边立即对李老汉进行了更加深入的检查。检查报告证实李老汉确实发生了脑卒中。在医生办公室里，医生告诉李老汉的家人他刚刚发生了中风，向家属讲解了李老汉病情的严重程度以及治疗和康复的困难。李老汉住在医院里接受了积极的治疗，但是恢复状况不太乐观。他的家人们经过仔细考量，决定让老人住在一家康复中心进行恢复训练。经过几个月的治疗和康复，李老汉渐渐恢复了一些活动能力，但还是需要家人的照顾才能正常生活。医生称，临床中像李老汉这样的情况并不少见。患者在出现"假中风（中风先兆）"的时候往往并没在意，仍旧正常地生活、劳动，结果"弄假成真"成为真中风。这时再进行抢救和治疗，已经错失最后的预防机会，殊为可惜！

二、原来如此

那么，哪些老年人更容易出现中风？中风先兆有哪些呢？

中风，又名脑卒中，是由于脑部血管突然破裂或因血管阻塞造成血液循环障碍，而引起脑组织损伤的一组疾病。脑卒中包括缺血性脑卒中和出血性脑卒中。缺血性脑卒中又称为脑梗死，是由于脑血管堵塞、血液不能到达脑部而引起的。出血性脑卒中，是由于脑血管破裂、出血而引起的。中风发病急、病情进展迅速、后果严重，可导致肢体瘫痪、语言障碍、吞咽困难、认知障碍、精神抑郁等。

引起中风的原因很多，分为可干预与不可干预两种。不可干预因素主要包括年龄、性别、种族、遗传因素等，可干预因素包括高血压、糖代谢异常、血脂异常、心脏病、无症状性颈动脉粥样硬化和生活方式等。其中，高血压和动脉粥样硬化是中风最主要和最常见的原因。

那么这些可预防的因素，应该怎么预防呢？建议老年朋友多看看中国营养学会发布的《中国居民膳食指南（2022）》，里面提到了一些很好的建议。

对一般老年人来说，《中国居民膳食指南（2022）》里面的核心建议有：

（1）食物品种丰富，动物性食物充足，常吃大豆制品。

（2）鼓励共同进餐，保持良好食欲，享受食物美味。

（3）积极户外活动，延缓肌肉衰减，保持适宜体重。

（4）定期健康体检，测评营养状况，预防营养缺乏。

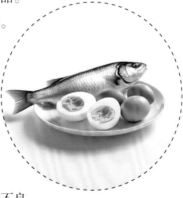

对高龄老年人而言，核心推荐有：

（1）食物多样，鼓励多种方式进食。

（2）选择质地细软，能量和营养素密度高的食物。

（3）多吃鱼禽肉蛋奶和豆，适量蔬菜配水果。

（4）关注体重丢失，定期营养筛查评估，预防营养不良。

（5）适时合理补充营养，提高生活质量。

（6）坚持健身与益智活动，促进身心健康。

国家倡导老百姓要做到"三减三健"，即"减盐、减油、减糖、健康口腔、健康体重、健康骨骼"。如果老年朋友遵从膳食指南和"三减三健"这些宝贵的指导建议，那么就能最大限度地预防"三高"等慢性疾病的发生，从而有助于减少中风的可能性。

当中风已经发生，要观察这些老年人是否可以正常进食。因为相关研究数据显示，50%~67% 的卒中患者有吞咽障碍。卒中后的吞咽障碍，多数患者可以在短时期内恢复，但也有些患者长期遗留吞咽障碍。而吞咽障碍不仅可以导致患者误吸、肺炎、脱水、电解质紊乱、营养障碍的发生，而且大大增加患者死亡和不良预后的风险。因此建议所有的中风老年人均应在住院后 24 小时内接受营养状态和营养风险评价，并接受吞咽障碍的筛查（饮水试验）。

老人中风后，营养状态正常或低营养风险的患者，不需要特殊营养支持治疗。但如果中风后，存在高营养风险或不能通过自主经口进食获得足够营养时，需要考虑营养支持治疗，此时建议咨询营养师或营养支持治疗团队，协助制订营养支持治疗方案和监测营养支持治疗疗效。

三、吃出健康

（一）中风发生后的膳食指导原则

1. 平衡膳食　选择多种食物，达到营养合理，以保证充足的营养和适宜的体重。每日推荐摄入谷薯类，蔬菜、水果类，肉、禽、鱼、乳、蛋类，豆类，油脂类共五大类食品。做到主食粗细搭配。

2. 个体化膳食指导　病情的严重程度与发病类型由脑血管疾病的程度和位置来决定。评估可以针对个体制订所需的基本计划。对于年轻的脑卒中患者，应养成良好的饮食习惯，并减轻高血脂、高血压、高血糖症状。对于老年脑卒中患者，应提供适宜的能量和营养素，并考虑其心理社会因素。

3. 烹调方法　多用蒸、煮、炖、拌、汆、水熘、煨、烩等少盐少油烹调方式。减少咀嚼，使食物易于消化和吸收。

4. 食物质量与性状的改变　针对吞咽障碍的患者，将固体食物改成泥状或糊状。固体食物经过机械处理变得柔软，质地更趋于一致，不容易松散，从而降低吞咽难度。脑卒中后大部分吞咽障碍患者最容易误吸的是稀液体，将稀液内加入增稠剂以增加黏度，可减少误吸，增加摄入量。注意在结构改变的食物中强化可能丢失的营养成分，尽量使食物能引起患者食欲。

（二）中风发生后的食物选择

1. 谷类、薯类　保证粮谷类和薯类食物的摄入量在 200~300 克 / 天。优选低糖高膳食纤维的种类，如莜麦、荞麦、玉米面、小米、燕麦、麦麸、糙米等。

2. 动物性食品

（1）禽畜肉类：建议每日禽肉类食物的摄入量在 50~75 克。优选低脂肪高优质蛋白的种类，如鸽肉、火鸡腿、鸡胸肉、牛里脊、猪里脊等。

（2）鱼虾类：建议每日鱼虾类食物的摄入量在 75~100 克。优选低脂肪高优质蛋白的种类，且含丰富多不饱和脂肪酸的食物，如海参、鲢鱼、青鱼、鲤鱼、带鱼、鳗鱼、鳕鱼等。

3. 蛋类　建议每日蛋类的摄入量在 25~50 克。对伴有高血压、血脂异常、糖尿病的脑卒中患者，应少吃蛋黄，可 2~3 天吃一个。

4. 奶类、奶制品　建议每天饮 300 克奶或相当量的奶制品。优选低脂肪、脱脂奶及其制品。

5. 豆类、豆制品　建议每天摄入 30~50 克大豆或相当量的豆制品。优选绿豆、黑豆、红小豆、黄豆、豆浆、豆腐、豆汁等。

6. 蔬菜　脑血管疾病患者每日蔬菜摄入量为 500 克以上，以新鲜绿叶类蔬菜为主，如菠菜、油菜、空心菜、生菜、莴笋叶等。

7. 水果　不伴有高血糖的脑血管疾病患者每日水果摄入量为 150 克左右。可优选西瓜、橙子、柚子、柠檬、桃子、杏、猕猴桃、枇杷、菠萝、草莓、樱桃、火龙果等。

8. 坚果　坚果含丰富的蛋白质、脂肪、维生素、矿物质，建议每周摄入 50 克左右。优选开心果、大杏仁、白瓜子、核桃等。

9. 油脂　以植物油为主，不宜吃含油脂过高及油炸类食物，如肥肉、动物油等。

10. 调味品　不宜吃含盐高的菜品或腌制品，如咸肉、咸菜、熏酱食物等。食盐应不超过每日 5 克，如果合并高血压，每日应不超过 3 克，不宜吃辛辣调味品及咖啡、浓茶等刺激性食物。

11. 酒　脑卒中患者应限制饮酒。康复后如要饮酒，推荐女性一天摄入的酒精量不超过 15 克，男性一天摄入的酒精量不超过 25 克。15 克酒精相当于 450 毫升啤酒、150 毫升葡萄酒或 50 毫升低度白酒。

（三）中风患者一日食谱

早餐：

紫薯发糕：面粉 50 克，紫薯 25 克。

煮鸡蛋：鸡蛋（白皮）50 克。

小米粥：小米 50 克。

猕猴桃：猕猴桃 150 克。

中餐：

米饭：稻米 100 克。

西芹炒羊肉：芹菜（茎）100 克，羊肉（瘦）25 克。

清蒸鱼：鳜鱼 100 克。

拌红心萝卜：红心萝卜 30 克。

豆腐羹：南豆腐 50 克。

午餐用油：花生油 15 克。

杏仁茶：杏仁 10 克。

晚餐：

猪肉白菜蒸饺：猪肉（瘦）10 克，小白菜 50 克，面粉 50 克。

炒黄瓜：黄瓜 100 克。

蒜泥拌茄子：茄子 100 克。

晚餐用油：芝麻油 12 克。

牛奶：牛奶 250 克。

（四）中风患者常用药膳

药膳方一：田参鸡肉汤

食材：鸡肉 90 克，田七 10 克，红参 10 克，黄芪 30 克。

做法：田七打碎，加鸡肉、生姜 3 片过油，把全部食材一齐放入瓦锅内，加清水适量，文火煮两小时，调味即可，随饭饮用。

功效：益气补虚，活血通络。

药膳方二：芪杞炖鳖汤

食材：鳖肉 200 克，黄芪 30 克，枸杞子 20 克。

做法：

（1）鳖肉洗净，切块儿后放入砂锅。

（2）加清水，放入黄芪、枸杞子，大火烧开后撇

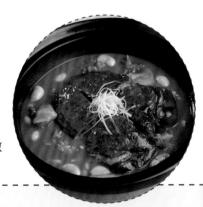

去浮沫，转文火慢炖，肉熟烂即可服食。

功效：益气补虚，补益肝肾。

药膳方三：天麻鱼头汤

食材：鱼头 1~2 个，天麻、川芎、茯苓各 10 克，生姜 3 片，油、盐、料酒适量。

做法：

（1）除去鱼鳃内污物并切为两半，沥水备用；天麻洗净，沥干备用。

（2）起锅，热锅入油，爆香姜片，放少许料酒，倒入鱼头，双面煎黄后取出，放在吸油纸上吸去多余油分待用。

（3）锅内加热水，放入鱼头、天麻等，炖至鱼头软烂，加盐调味即可食用。

功效：平肝息风，用于中风后有头痛症状的患者。

第四章

老年人的饮食保健法

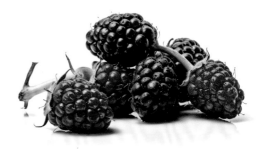

第一节 "瘦""素"并非老来福

一、你见过吗？

王奶奶今年70岁，独居3年，因牙齿不好，又嫌做饭麻烦，平时饮食仅以粥、馒头等素食为主，几乎不吃鱼、肉类。她平时喜欢在家看看电视、玩玩手机，较少外出和大家交流及锻炼。近期王奶奶时常感觉腿疼，全身无力，行动缓慢，且自身感觉体重持续增加、腹部脂肪堆积。前来骨科门诊就诊，医生检查后，开具生化检查和人体成分检查，结果提示：总胆固醇偏高，甘油三酯超正常值3倍，血糖是正常值的2倍，而且脂肪严重超标、肌肉量不足。建议饮食营养干预，遂请营养科会诊，营养科医生对患者的身体状况进行了详细评估，详细询问患者每日的膳食情况。患者称，每餐几乎只吃馒头和稀饭，且以精白米、面为主，青菜很少，肉和牛奶几乎不吃，鸡蛋、豆制品偶尔摄入，加餐喜欢吃面包、糕点等甜食，白开水很少喝，喜欢喝蜂蜜水，腿疼，运动很少，经常感觉乏力。

营养科医生于是指导患者做"坐－起"实验：要求患者以最快速度完成5次连续的"坐－起"动作。

营养科医生：根据您的情况，您的饮食太过单一，主食量远超需要量，且过于精细，缺乏肉、蛋、奶、豆及蔬菜和水果，能量过剩，导致体型肥胖，肌肉量少、肌肉力量弱。

患者：我平时不吃肉，怎么还会一直胖呢？胖怎么还会肌肉量不足？

营养科医生：长期主食摄入过多，蛋白质严重不足，活动量少，导致体重持续增加，肌肉量不足，为典型的肥胖性肌少症。本节为大家讲解老年肥胖性肌少症的基础知识及相应的日常饮食。

二、原来如此

老年人代谢功能降低：机体的基础能量代谢随年龄增

大而降低。与中年人相比，老年人基础代谢降低 15% ~20%。

人体组成成分的改变：老年人由于体内分解代谢升高，合成代谢降低，引起细胞量及细胞功能下降；瘦体组织减少，肌肉萎缩；组织水分减少，骨质密度降低。

器官功能下降：随着年龄增加，消化液、消化酶及胃酸分泌量减少，致使食物的消化和吸收受到影响。此外，老年人心肺功能降低，心率减慢，心输出量减少，血管弹性降低，肺通气量减少。肾功能、肝代谢能力也随着年龄增加而有不同程度的下降。

由于老年人代谢功能的改变，一系列与体重和健康相关的问题都会出现。体重是客观评价人体营养和健康状况的重要指标，体重过轻一般反映能量摄入相对不足和营养不良，导致机体免疫力降低，增加疾病的发生风险。体重过重反映能量摄入相对过多或身体活动不足，导致超重和肥胖，增加患 2 型糖尿病、心血管疾病等的风险。

针对老年人的体重问题，科学家给出了新的答案，太胖太瘦都不利于健康，最健康的体型是微胖。判断胖瘦的标准，不能简单地只关注体重，还要参考身高，因为每个人的身高不同，相同的体重，体型是不同的。体重指数（BMI）是目前判断健康体重的常用指标，它的计算方法是体重（千克）除以身高（米）的平方。

BMI= 体重（千克）/ 身高（米）^{2}

以王奶奶为例，王奶奶的身高为 156 厘米，体重为 85 千克。

BMI = $85/1.56^2 \approx 34.9$（千克 / 米^2）

我国健康成年人（18~64 岁）的 BMI 应在 18.5~23.9 千克 / 米^2，65 岁以上老年人不必苛求体重和身材如年轻人一样，老年人的适宜体重和 BMI 应该略高，为 20~26.9 千克 / 米^2。王奶奶的 BMI 为 34.9（千克 / 米^2），明显高于参考范围，王奶奶的体重过重，属于肥胖体型。营养师为王奶奶测了握力，握力是评估上肢力量的主要指标之一，有利于反映肌体衰老的程度。而王奶奶体重超标，为啥握力这么低（优势手握力正常：男性握力 >25 千克，女性握力 >18 千克，王奶奶的握力只有 10.2 千克）？原因是王奶奶平日以素食为主，蛋白量明显不足，平时不活动，肌肉量明显较少，脂肪量严重超标，属于典型的少肌型肥胖。

"肌少症"又称肌肉衰减综合征、骨骼肌减少症、少肌症等，是与增龄相关的进行性骨骼肌量减少、伴有肌肉力量和（或）肌肉功能降低。常见于老年人、体力活动缺乏者、慢性疾病患者及各种恶性肿瘤患者，与衰弱、跌倒、失能、生活质量下降、死亡等不良结局风险增加密切相关，并带来高额的医疗费用和经济负担。肌少症作为老年性疾病中的一种，具有较高的发病率、进展隐匿、渐行加重、不良影响广泛等特点。一般成年人的肌肉占体重 35%~45%。从 30 岁开始，骨骼肌肌量达到峰值，此后每年减少 1%~2%，骨骼肌力量每年减少 1.5%~3%。50 岁后下降速度开始加快，60 岁后进展加速，75 岁后下降速度达到顶峰。据统计，在 60~70 岁的老年人中肌少症的发病率为 5%~13%，80 岁以上的老年人肌少症的发病率则高达 11%~50%。

肌少症的危害：

（1）跌倒风险增加，肌少症的老人中 39% 的男性、30.6% 的女性失去独立居住能力。

（2）影响人体抗病能力和疾病恢复过程。

（3）导致胰岛素抵抗和患 2 型糖尿病。

（4）独立于其他危险因素，肌少症与心血管疾病有关。

（5）肌肉减少还可导致和加剧骨质疏松、关节炎等疾病的发生和发展。

（6）增加老年人的全因死亡率、致残率。

王奶奶为腹型肥胖，也称为肌少症性肥胖，这是骨骼肌质量减少和内脏脂肪增加所导致的。王奶奶应调整饮食结构，在控制总能量基础上平衡膳食，适当增加蛋白质的摄入，减少精白米面，增加粗杂粮，保证蔬菜、水果和牛奶的摄入充足，严格控制油和脂肪的摄入，适当摄入畜、禽、鱼、蛋、豆，适当进行运动。老人不能为了控制体重而节食，节食减肥减掉的不仅仅是脂肪，更多的则是肌肉。摄入蛋白质等营养物质不足，加之缺乏锻炼，肌肉比例更小，身体也更虚弱，容易跌倒。

三、吃出健康

我们不主张老年人选择全素膳食。已选择了素膳的人群，应更加注意饮食安排，并定期进行营养状况监测，以尽早发现潜在的营养问题从而及时调整饮食结构。由于素食者的膳食组成中缺乏动物性食物，如果素食者膳食安排不合理，容易引起维生素 B_{12}、ω-3 多不饱和脂肪酸、铁、锌、蛋白质等营养素摄入不足，从而增加这些营养素缺乏的风险，因此对素食人群的膳食提出科学指导很有必要。

对于自由选择全素者而言，蛋奶素可能更容易达到营养目标。推荐全素和蛋奶素膳食食物组成见下表。

全素和蛋奶素成年人的推荐膳食组成

全素人群		蛋奶素人群	
食物种类	摄入量（克/日）	食物种类	摄入量（克/日）
谷类	250~400	谷类	225~350
全谷类和杂豆	120~200	全谷类和杂豆	100~150
薯类	50~125	薯类	50~125
蔬菜	300~500	蔬菜	300~500
菌藻类	5~10	菌藻类	5~10
水果	200~350	水果	200~350
大豆及其制品	50~80	大豆及其制品	25~60
发酵豆制品	5~10	~	~
坚果	20~30	坚果	12~25
烹饪用油	20~30	烹饪用油	20~30
~	~	奶	300
~	~	蛋	40~50
食盐	5	食盐	5

（一）要做到食物多样化

没有一种植物性食物能提供人体所需的全部营养素，为保证素食者的营养素需要，素食人群应认真设计自己的膳食，做到食物多样化。

每天选用粮谷类、大豆及其制品、蔬菜水果类和坚果，搭配恰当，使各类食物营养互补，每天摄入的食物种类至少为 12 种，每周至少为 25 种，满足人体对各种营养素的需求。可以采用同类食物互换、粗细搭配和色彩搭配增加食物品种数量，就餐时选用小份的餐具，也可使每餐食物自然而然增加品种。蛋类和奶类富含优质蛋白质，营养素密度高，建议素食者尽量选用，使食物更多样。

（二）要提高谷类食物摄入量

1. 有谷 素食者与非素食人群相比，应增加全谷类食物的摄入比例，要保证每餐摄入不少于 100 克（生食）。不足部分可利用零食、加餐和茶点补足。

2. 天天有豆 素食者还应该保证每天的食物中都有杂豆类，减少精制米面摄入比例。

3. 薯类　不可忘薯类如土豆、红薯等，碳水化合物丰富，可以当作主粮调换食用，还可增加膳食纤维、钾等摄入量。

（三）合理利用大豆类食物

1. 品种多样　大豆制备的食品多种多样，可以很好地融入一日三餐。大豆含有丰富的蛋白质、不饱和脂肪酸、钙、B族维生素、大豆异黄酮、大豆甾醇以及大豆卵磷脂等有益成分，蛋白质含量尤为丰富，因此大豆及其制品是素食者的重要食物，应每日足量摄入。以普通青年女性为例，每日约需40克大豆及相当量的大豆制品。

2. 发酵豆制品不能缺　发酵豆制品中还含有维生素 B_{12}，素食人群特别要注意选用发酵豆制品，如发酵豆、酸豆浆、腐乳、豆豉、臭豆腐、酱油、豆瓣酱等。发酵豆制品制作过程中，由于微生物的生长繁殖，可合成少量的维生素 B_{12}。发酵豆制品维生素 B_{12} 含量的多少，除与微生物的品种有关外，与微生物生长繁殖的多少也有关。微生物生长繁殖得越多，豆制品的固有风味越好，维生素 B_{12} 合成的就越多，在选购时应注意。推荐全素者每日摄入 5~10 克发酵豆制品。

3. 巧妙搭配大豆　蛋白质含有较多的赖氨酸，而谷类蛋白质中赖氨酸含量较低，豆类与谷类食物搭配食用，可发挥蛋白质互补作用，显著提高蛋白质的营养价值。如北方地区居民常吃的豆面条，由小麦粉和大豆粉制成；杂合面窝窝头，由玉米、小米粉、豆粉等混合制作，其蛋白质的营养价值堪比肉类。

4. 合理烹调　不同烹饪方法，对大豆蛋白质的消化率有明显的影响。整粒熟大豆的蛋白质消化率仅为 65% 左右，但加工成豆浆或豆腐后，消化率可提高到 80% 以上，因此吃豆制品要比吃整粒熟大豆的营养价值高。大豆中含有胰蛋白酶抑制因子，它能抑制胰蛋白酶的消化作用，使大豆难以分解为人体可吸收利用的各种氨基酸，经过加热煮熟后，这种因子即被破坏，消化率随之提高，所以大豆及其制品须经充分加热煮熟后再食用。

（四）常吃菌菇和藻类

新鲜蔬菜水果同样非常重要，每天应该多样且充足，特别是菌藻类。菌菇类品类繁多，如香菇、平菇、牛肝菌、木耳、银耳等，菌菇含有丰富的营养成分和有益于人体健康的植物化合物，这些成分大大提升了菌菇的食用价值，如蛋白质、膳食纤维、维生素、矿物质及菌多糖等。菌菇中丰富的维生素与矿物质，可作为素食人群维生素（尤其是维生素 B_{12}）和矿物质（如铁、锌）的重要来源。

藻类植物有很多种，常见可烹饪直接食用的有海带、紫菜、鹿角菜、羊栖菜、海萝、裙带菜等。一些海藻如螺旋藻、小球藻、红藻等需要加工或工业制备提取后应用。藻类的碳水化合物中海藻多糖和膳食纤维各约占50%。藻类富集微量元素的能力极强，因而含有十分丰富的矿物质和微量元素。藻类富含长链 $\omega-3$ 多不饱和脂肪酸（DHA、EPA、DPA），可作为素食人群 $\omega-3$ 多不饱和脂肪酸的来源之一。

（五）合理选择烹调油

人体对脂肪酸的需求是多样化的，特别是需满足必需脂肪酸的需要，不同食用油中必需脂肪酸的种类和含量不同，因此建议人们经常变更不同种类的食用油。

素食人群易缺 $\omega-3$ 多不饱和脂肪酸，因此应注意选择富含 $\omega-3$ 多不饱和脂肪酸的食用油，如亚麻籽油、紫苏油、核桃油、菜籽油和豆油等。不饱和脂肪酸的含量越高食用油越不耐热，也就越易氧化，烹饪时根据所需温度和耐热性来正确选择食用油，可很好地避免食用油的氧化。建议素食人群用菜籽油或大豆油煎炒，亚麻籽油、紫苏油和核桃油凉拌。

第二节　护好牙齿身体健

一、你见过吗？

老刘近日总是感觉心脏部位有些不舒服，担心是心脏出了问题，于是他赶紧到医院做检查。可是心电图、心脏彩超等一系列检查做下来，心脏居然"安然无事"！医生看着检查报告，正疑惑之际，忽然看到老刘有些"龇牙咧嘴"，于是随口问了一句："你面部有什么不舒服吗？"老刘这才告诉医生，他已经患牙痛好几天了，不过他觉得牙痛不是病，所以就没有吭声。医生仔细询问后，认为老刘的心口痛可能与牙病有关，建议他到口腔科检查。口腔科医生检查后判断，老刘患的可能是牙周病所引发的心脏病。经过一段时间的治疗，老刘心口不适的症状终于消失了。老刘想不明白，自己是牙的问题，怎么心脏也跟着"凑热闹"呢？

以往，人们总以为年龄大了掉牙是一种很正常的现象，认为只要不影响吃饭，就没必要管它。其实这是个认识误区。只要做好口腔保健，健康的牙齿完全能伴随人的一生。世界卫生组织曾提出"8020"目标，即到80岁至少保存20颗能够正常咀嚼、保证生理需要的功能牙。然而，我国目前的情况不容乐观。据中华口腔医学会统计，我国45岁以上中老年人79%存在缺牙问题。特别是70岁以上的老年人，很多都是半口乃至全口缺失。第三次全国口腔健康流行病学调查结果显示，我国中、老年人龋齿患病率分别高达88.1%和98.4%，牙周健康率分别为14.5%和14.1%。

二、原来如此

研究指出，老年人的牙周组织萎缩，支持力减弱，很容易出现牙齿松动现象。一旦牙齿松动，必然造成咀嚼无力，食物得不到充分咀嚼，就会加重胃肠负担。这些情况导致很多中老年人过早丧失咀嚼功能，并由此引起或加重心脏病、胃病、糖尿病、心血管病和关节疾病及并发症，严重危害全身健康。

以老刘为例，牙齿与牙龈的感染是诱发心脏病的诸多危险因素之一，许多人平时不注意牙齿卫生，还有不少人刷牙的方法不正确，甚至有一些人平时不刷牙，如此一来，就会造成食物残渣沉积在牙齿表面和间隙，久而久之，就会滋生较多细菌，形成牙菌斑。牙菌斑上细菌产生的大量毒素一旦进入人体血液循环，就会对血管内皮造成严重损伤，进而影响器官组织的血液供应，造成心脏缺血，从而引发心脏不适。如果任其发展，就会导致心绞痛、心肌梗死等严重病变。临床试验证明，患牙周病的人患心肌梗死的概率是正常人的2.7倍。不仅如此，牙周病对血管内皮的损伤不仅引发心脏病，如果脑部或颈部的血管受损，还可能引发脑缺血、脑梗死等脑血管疾病，如果患者有糖尿病，就可能引发糖尿病微血管病变。

专家提醒，注意保持口腔卫生对人体健康非常重要。一方面，应当采用正确的方式刷牙：将刷毛置于牙齿和牙龈交界处，与牙面呈45度角，水平轻轻颤动，然后顺牙缝上下刷，不要遗漏，用刷毛的上端刷上下前牙内侧，牙齿的咬合面则要来回刷；最后别忘了刷舌头，使口气更清新。建议每天刷牙两次，每次每个部位刷10次（来回5次），刷牙时间因人而异，一般不少于3分钟，还要经常漱口。另一方面，不要过量食用甜食及酸性饮料，因为这些饮食会导致口腔酸度增加，腐蚀牙齿。此外，饭后经常用牙签剔牙会增大牙齿之间及牙齿和牙龈之间的空隙，一些食物碎屑和病菌也会趁机而入，容易导致牙周炎、牙龈炎等口腔疾病。

老年人牙齿、口腔问题，主要有以下几个方面：

1. 牙齿缺损或缺失　由于多年的牙齿磨损、牙周疾病或龋齿，老年人牙齿缺损或缺失可能性极高，将严重影响老年人的咀嚼和语言功能，造成不好咬东西、说话漏风。吃不好饭将直接导致营养摄入不足，体质下降。因此，缺牙后要及时镶牙，提高生活质量。

2. 牙龈或牙周疾病　口腔卫生不良将直接影响口腔健康状况，牙菌斑和牙结石的长期存在，容易导致牙龈炎，表现为牙龈红肿、刷牙出血。牙周疾病由于没有明显的疼痛症状，往往被忽视，严重者将造成牙龈退缩，牙根暴露，牙齿逐渐松动、脱落。

3. 口腔黏膜疾病　老年患者占全部口腔黏膜疾病患者的 20%。戴假牙的老年人更要注意义齿性口炎的发生，后者表现为口腔黏膜变红、敏感、触痛，严重影响生活质量。

4. 干口症　随着年龄增加，免疫功能下降，引起自身免疫性疾病，可能伴有眼干、口干、腺体肿大等症状。

5. 口腔癌　60 岁以上人群在口腔癌患者中占 30% 左右。主要是因为长期吸烟、喝酒、嚼槟榔和不健康的饮食习惯所致。

三、吃出健康

建立健康的膳食模式，可以同时预防全身疾病和口腔疾病。饮食多样化是平衡膳食模式的基本原则。建议多吃五谷杂粮、蔬菜水果，这些富含维生素、矿物质、膳食纤维的食物有利于预防心血管疾病、糖尿病、肥胖等慢性病，也有利于牙齿的发育和预防龋病、牙周病、牙酸蚀症和口腔癌等口腔常见病。

（一）健康膳食模式注意事项

（1）科学鉴别糖类，远离添加糖。糖分为非游离糖和游离糖。非游离糖对身体危害较小，是指天然存在于新鲜水果中的果糖、蔬菜中的糖和奶类中的乳糖及谷薯类中的淀粉。

游离糖对身体危害较大，常分为两种，一种是存在于纯果汁、浓缩果汁及蜂蜜中的糖，尽管其常给人以"天然"和"健康"的印象，但也是游离糖。由于完整水果中的糖由一层植物细胞壁包裹，消化过程更缓慢，所以新鲜完整的水果不易致龋，但水果制成果汁后成为游离糖，致龋性就会增加。另一种是指在食品生产、制备、加工中，添加到食品中的蔗糖、葡萄糖和果糖及糖浆，也称添加糖。添加糖不仅存在于饮料、糖果、蛋糕、饼干、甜点、蜂蜜、糖浆、蜜饯等甜味零食中，还可能隐藏在"不甜"的加工食品中，如番茄酱、酸奶、咖啡、膨化食品、芝麻糊、核桃粉、话梅等。值得注意的是，很多市售婴儿食品是高度加工的产品，添加糖含量高，因此要警惕不小心吃掉的添加糖。

添加糖是纯能量食物，也称"空热量"食物，摄入过多可降低其他低热量营养食品的摄入及吸收，破坏膳食平衡，导致能量过剩、体重增加、肥胖及糖尿病风险增加。

（2）少喝碳酸饮料，避免牙齿损伤。通常 pH 值是反映酸碱度的直接指标，牙釉质脱矿的临界 pH 值为 5.5，碳酸饮料、柑橘类酸性食物 pH 值低、含糖量较高，可将口腔 pH 值降低至釉质脱矿的临界 pH 值以下，对牙齿表面造成直接腐蚀、破坏，从而引发酸蚀症。另外，这些食物还可以通过微生物发酵糖产生酸性物质，导致牙釉质中的矿物质溶解，引发龋病。

含糖饮料及碳酸饮料摄入过多或睡前喝饮料等习惯，可以显著提高儿童青少年患酸蚀症的危险。建议减少碳酸饮料的摄入，以避免对牙齿的危害，日常生活中选择用水代替饮料。

（3）多吃瓜果蔬菜，远离烟酒槟榔。瓜果蔬菜含有很多膳食纤维，而膳食纤维是人体很重要的纤维素，经常进食富含钙、维生素 C、纤维素的新鲜蔬菜水果、奶制品及全谷物，可增加咀嚼活动，减少菌斑滞留，促进牙周健康，预防牙周病，同时可以预防龋病、黏膜病及口腔癌。

吸烟是引起口腔癌的主要危险因素，90% 以上的口腔癌患者是吸烟者，因为烟草与烟气中含有多种有害物质可导致和促进癌症发生。饮酒容易引发的口腔癌主要有舌癌与口底癌，因为酒与舌和口腔底部的黏膜反复接触，引起黏膜烧伤并增加对致癌物质的吸收。酒精含量越高，致癌的危险性越大。

"槟榔果"已经被世界卫生组织列为一级致癌物，咀嚼槟榔是口腔癌的重要危险因素。

（4）为了减少缺牙所致的不良作用，失牙老人应注意摄入易于咀嚼和利于消化并富有营养的食品。

1）煮熟的蔬菜。蔬菜是营养丰富的食物，但对于老年人来说，生吃的蔬菜可能较难咀嚼和消化。煮熟的蔬菜如胡萝卜、南瓜和菠菜则更容易咀嚼和消化，并保留了大部分的营养价值。

2）柔软的水果。水果是重要的营养来源，但某些水果如苹果和梨可能过于坚硬。选择柔软的水果如香蕉、熟透的桃子和杏子，它们更容易咀嚼和消化，同时提供丰富的维生素和纤维。

3）瘦肉和鱼类。瘦肉（如鸡肉和火鸡肉）及鱼类（如鲑鱼和鳕鱼）都是富含蛋白质的良好选择。煮熟或烤熟的肉类和鱼类柔软易咀嚼，有助于提供身体所需的营养。

4）豆类和豆制品。豆类如红豆、绿豆和黑豆是优质的蛋白质来源，并且富含纤维和维生素。煮熟或磨碎后的豆类和豆制品，如豆浆、豆腐和豆泥，易于消化，适合老年人食用。

5）酸奶和软质乳制品。酸奶是易消化的乳制品选择之一，富含蛋白质和钙。选择无糖或低糖的酸奶，并与柔软的水果搭配，既可提供营养，又可增加口腔的湿润感。

6）糊状食物。糊状食物如燕麦粥、米粥、蔬菜泥和果泥等，可以通过煮熟和搅拌的方式制作。这些食物易于咀嚼和消化，为老年人提供丰富的营养。

（二）推荐食谱

中医认为肾主骨生髓，齿为骨之余，肾精充足可以起到护牙固齿作用，平时生活中适当补充一些滋补肾精的食物，对我们的骨骼、牙齿、头发都有益处。

食谱一：枸杞桑葚羹

食材：枸杞 10 克，桑葚 10 克，黑豆 20 克，粳米 20 克。

做法：上述食材洗净后放入豆浆机，加 500 毫升水，打碎后做成熟羹即可食用。

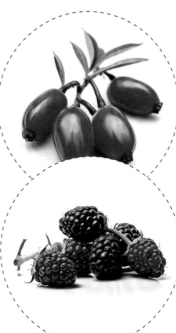

功效：枸杞具有滋补肝肾、益精明目之功效；桑葚具有补肝益肾、养血生津、滋阴息风、润肠通便的作用；黑豆具有补血安神、明目健脾、补肾益阴、解毒之效；粳米具有养阴生津、除烦止渴、健脾胃、补肺气的作用。枸杞桑葚羹不仅可以补充人体必需的多种营养素，还可以补肝肾、强筋骨，经常食用可以预防骨质疏松，固牙齿，乌发须。

食谱二：黄精山药麻酱饼

食材：黄精 10 克，山药 10 克，面粉 100 克，黑芝麻酱 10 克。

做法：

（1）黄精、山药加水打成浆。

（2）上述浆水加面粉、酵母粉和成面团醒发。

（3）黑芝麻酱加葱花、盐适量做馅儿。

（4）醒发好的面团包入麻酱馅儿，压扁做成小烧饼，放入烤箱或电饼铛内烤熟即可食用。

功效：黄精具有补气养阴、健脾、润肺、益肾之功效；山药能健脾益胃、滋肾补精、平补肺脾肾三脏；黑芝麻具有补肝肾、益精血、乌发明目之功。常食黄精山药麻酱饼，可以滋补肾精，预防骨质疏松、牙齿松动，还有抗衰老、乌发功效。

食谱三：苁蓉乌鸡汤

食材：肉苁蓉20克，乌鸡半只（约500克），肉桂、生姜、葱段、盐适量。

做法：

（1）乌鸡切块儿，焯水备用。

（2）把鸡块儿、肉苁蓉、核桃仁放入砂锅中，加适量水煲汤。

（3）水开10分钟后加入肉桂、姜片、葱段、盐适量，再煮20分钟左右即可食用。

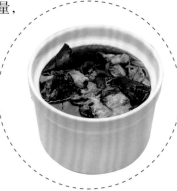

功效：乌鸡具有滋阴清热、补肝益肾、健脾止泻等作用；肉苁蓉素有"沙漠人参"之美誉，具有暖腰膝、健骨肉、滋肝肾精血、润肠通便之功效。苁蓉乌鸡汤具有补肾填精、抗衰老、预防骨质疏松、护牙固齿之功效，适合肾精亏虚、骨质疏松、牙齿松动人群食用。

第三节　老年眼疾多因"吃"

一、你见过吗？

世界这么大，要想去看看，一双明亮的眼睛尤其重要。可是，若"心灵的窗户"

蒙上了尘埃，又如何欣赏美丽的风景呢？

门诊上经常会见到一些老年人以"眼睛干涩，视物模糊，一点点刺激就流泪不止"为主诉就诊，一些患者还自诉头晕眼花、夜间视力下降、看东西时出现重影，有时候眼前会出现飞蚊蠕动的黑影……

飞蚊症、干眼症、青光眼、白内障……这些名字你可能并不陌生。

泪液是眼睛的重要保护物质，它能够润滑眼球表面，防止眼睛干涩，清洁眼睛，抵抗细菌感染，维持角膜透明度等。

泪液不是单一的液体，而是由以下三层不同的成分组成的。

脂质层：这是泪液最外层，由眼睑缘的腺体分泌的油脂组成。它的作用是减少泪液的蒸发，保持泪液的稳定性，防止泪液溢出。

浆液层：这是泪液中间层，由主泪腺和附属泪腺分泌的水溶性液体组成。它的作用是滋润眼球表面，提供营养物质和免疫因子，冲洗异物和细菌。

黏液层：这是泪液最内层，由结膜上皮细胞分泌的黏性物质组成。它的作用是使泪液能够紧密地附着在角膜表面，保护角膜免受摩擦和损伤。

这三层泪液相互协调，共同构成了眼睛的自然防御系统。如果任何一层出现异常，都可能导致泪液功能障碍，引起干眼症等眼部不适。因此，保持泪液的正常分泌和平衡是保护眼睛健康的重要措施之一。

二、原来如此

年龄相关性黄斑变性是50岁以上人群中常见的致盲性眼病，研究指出，一种特定的营养素组合配方（含维生素C、维生素E、β胡萝卜素和锌）能有效降低患老年性黄斑变性的风险。此外，哈佛大学的研究人员最近发现，"健康的生活方式，饮食中含有丰富的抗氧化剂，尤其是叶黄素和玉米黄质，以及ω–3多不饱和脂肪酸，似乎有利于减少老年性黄斑变性的发生"。一项澳大利亚的研究结果表明，摄入ω–3多不饱和脂肪酸，即每周吃三份或更多份的富含脂肪的鱼类，患老年性黄斑变性的风险降低70%。另一项研究发现，与维生素D血浓度最低的人群相比，维生素D血浓度最高的人群患老年性黄斑变性的风险降低了40%。

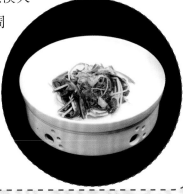

白内障是一种通常随年龄增长的晶状体混浊，与长期

紫外线暴露、吸烟、不良饮食和饮酒等因素有关。随着年龄的增长，晶状体中的谷胱甘肽水平似乎会下降，这可能会使晶状体越来越容易受损。谷胱甘肽是由N-乙酰半胱氨酸和维生素C产生的。相关研究发现：小于60岁的女性维生素C摄入量较高者，患白内障的风险较低。此外，维生素E、叶黄素和玉米黄质，以及多种维生素补充剂均可降低白内障的发生风险。

每20名糖尿病患者中就有1名患有晚期视网膜病变。一项对1000多名1型糖尿病患者的研究表明，低脂肪、高膳食纤维的饮食，可以减缓视网膜病变进展速度。动物试验表明，从食物中仅仅增加2%的ω-3多不饱和脂肪酸摄入就可以减弱糖尿病视网膜病变的严重程度。此外，研究人员发现：服用维生素C和维生素E补充剂（或多种维生素）的糖尿病患者发生糖尿病视网膜病变的风险显著降低。

干眼症因某热播剧引起广泛讨论，饮食是否能够预防干眼症发生呢？我们日常生活中需谨记均衡饮食，根据《中国居民膳食指南（2022）》，每天摄入12种以上食物，合理搭配。另外，相关证据显示：ω-3多不饱和脂肪酸对干眼症患者的治疗具有一定的价值。眼睛干涩是视疲劳的一种。如果经常对着电脑或书本，过度用眼会消耗肝血。《黄帝内经》的"五劳所伤"中有一伤：久视伤血这里的"血"，指的就是肝血。实际上，眼睛与肝脏联系紧密。"肝藏血"，即肝脏具有贮藏血液和调节血量的功能，而且"肝开窍于目"。双眼受到血的给养才能视物，而过度用眼，会使肝血亏虚，使双目得不到营养的供给，从而出现眼干涩、看东西模糊、夜盲等。

另外，长期久坐用眼，除双目供血不足外，颈椎、腰椎也会产生劳损，总得不到缓解，也会对肝脏造成损害。这种情况下，出现双眼疲劳、视力下降，甚至面色萎黄，头晕眼花的症状，也就不奇怪了。

如果缺乏维生素A、维生素B_2半年以上，就能引起泪道狭窄或阻塞，导致泪腺分泌出过多泪水。

另外据检测，眼球正常晶状体内维生素C浓度是血液内浓度的30倍；进入更年期后，晶状体内维生素C、谷胱甘肽等抗氧化物质含量明显减少，部分水溶性蛋白质变性，逐渐变浊，出现白内障症状。此时，晶状体钙含量增多、钾含量减少、变硬、弹性下降，再加上附着韧带收缩力减退，以致晶状体可调节凸度显著变小，致使视物能力迅速衰退。

番茄、胡萝卜、紫菜、红苋菜、红心甘薯、洋葱、南瓜、山楂、红枣、杨梅、草莓、桑葚、柿子、紫葡萄、红苹果、紫米等红色食物中，维生素C、维生素E等强抗氧化物质含量都很多，同时含有大量β胡萝卜素，进入体内可分解成双倍量的维生素A，可以有效预防老年人易患的干眼症、角膜溃疡、夜盲症和骨质疏松症。红色食物中的番茄红素与β胡萝卜素的协同作用，能显著增强体内巨噬细胞免疫活力，防病防癌；大量的果胶则能促进肠内有害物质排出体外。尤其是番茄籽，其表面的胶状物，在烹调中被分解成大量苹果酸和柠檬酸，能保护维生素C不被加热所破坏。青番茄中含有较多的番茄碱，多食会引起胃痛、呕吐、头晕、全身无力等中毒症状。故不要空腹吃大量番茄和柿子，它们所含的大量果胶、柿胶酚及可溶性收敛物质会与胃酸发生化学反应，形成结石妨碍消化功能。

三、吃出健康

老年性黄斑变性即年龄相关性黄斑变性，主要表现为中心视力不同程度下降，可通过眼底镜检查、光学相干断层扫描（OCT）及眼底荧光造影诊断。该病与长期慢性光损伤、遗传、代谢、营养等多因素相关。疾病晚期的治疗方法以抗血管内皮生长因子、眼底激光治疗、玻璃体切除手术治疗为主。

在疾病的早期或未发生时，可调整生活习惯（戒烟限酒）、限饱和脂肪酸摄入（动物内脏等）、控制血糖血压在正常范围、佩戴深色眼镜减少光损伤、增加营养补剂，防止自由基对细胞的损害，保护视细胞，起到视网膜组织营养的作用。

有研究表明，以动物性食物为主、加工糖摄入过多的西方饮食模式与晚期老年性黄斑变性风险增加密切相关。以植物性食物为主、动物性食物为辅的东方饮食模式能降低早期老年性黄斑变性的风险，减少晚期老年性黄斑变性的危害。

通过病例对照研究发现，以东方饮食模式为基础，增加橄榄油、坚果、鱼和海鲜定期摄入的地中海饮食模式可降低干性老年性黄斑变性的发病率，并延缓晚期老年性黄斑变性的进程。

美国国立卫生研究院有关营养与退行性眼病最大的随机对照研究表明，抗氧化剂维生素C、维生素E、β胡萝卜素、锌、叶黄素、玉米黄素、ω-3多不饱和脂肪酸等对干性、湿性老年性黄斑变性均能不同程度减缓进展，甚至有提高早期老年性黄斑变性患者中心视力的作用。富含维生素C的食物有猕猴桃、鲜枣、草莓、蓝莓、葡萄柚、彩椒等。富含维生素E的食物有杏仁、葵花籽、葡萄等。富含β-胡萝卜素的食物有胡萝卜、菠菜、南瓜、红薯、花椰菜、芒果等。含锌丰富的食物有贝类和软体类海鲜（牡蛎）、瘦肉、黑芝麻、榛子、核桃等。富含叶黄素的食物有菠菜、花椰菜、洋葱、红苋菜、芦笋、油菜等。富含玉米黄素的食物有玉米、南瓜、橙子、菠菜、芥蓝等。富含DHA的食物有黄鱼、三文鱼等海鱼、亚麻籽、紫苏籽或藻类。

（一）老年性白内障

以上食物对老年性白内障的防治也有积极作用，它们能祛除眼内过多的自由基，延缓晶状体上皮细胞增殖，减弱端粒缩短，降低 β 和 γ 晶状体蛋白的聚集，从而延缓老年性白内障的发生和发展。在这些年龄相关性眼病中，营养因素无疑扮演着重要角色。但对于单一营养素起保护作用的剂量问题，不同研究团队仍存在争议。各营养素也更倾向于在机体中进行协同作用，也有更多的谜团亟待眼科学家们去逐一破解。

（二）干眼症

ω–3 多不饱和脂肪酸是细胞膜的基本结构成分，也是多种生物活性物质合成的前体。ω–3 多不饱和脂肪酸具有抗炎、抗凝和降压特性，同时还可调节脂质代谢、葡萄糖耐量和中枢神经系统功能。

临床研究已表明 ω–3 多不饱和脂肪酸针对心血管疾病、癌症和神经变性疾病等慢性疾病具有辅助治疗作用。

最近的一些研究对炎症消退的内在机制进行了深入探索，研究指出源自 ω–3 多不饱和脂肪酸的脂质调节剂和保护素可阻碍白细胞浸润并增强巨噬细胞的清除功能。脂质调节剂对人角膜上皮细胞表现出抗炎活性，对于维持角膜上皮完整性和促进泪液生成具有重要作用。

此外，神经保护素 D_1 是一种 DHA 衍生的脂质介体，可由角膜脂加氧酶合成，具有抗炎、营养上皮细胞和神经保护等作用。

ω–3 多不饱和脂肪酸的潜在神经保护作用对于角膜神经疾病具有重要的临床意义。实际上，角膜神经对于泪液的产生，保护性眨眼反射和营养神经调节剂的释放至关重要，这些营养调节剂保持了眼表组织的活力和新陈代谢。

角膜神经丛受损会导致角膜变性疾病，称为神经营养性角膜炎，其特征是自发性上皮破裂、伤口愈合不良和角膜溃疡。DHA 可通过增加神经生长因子表达来刺激角膜神经再生和上皮细胞增殖。

最近的一项临床试验显示，补充 3 个月的 ω–3 多不饱和脂肪酸可显著增加神经角膜神经纤维长度和分支密度。此外，目前也有研究正在尝试使用含有多不饱和脂肪酸的局部滴眼剂来治疗干眼病。

除了 ω–3 多不饱和脂肪酸，维生素 A、维生素 B₁₂、维生素 C、维生素 D、姜黄素、类黄酮、硒和乳铁蛋白等营养素都与干眼病的炎症、氧化应激和免疫调节密切相关。

日常生活干眼病改善建议：生活作息需规律，睡眠充足不熬夜。眼部干涩、不舒服时给予人工滴眼液、热敷眼罩，并适当休息。

此外，饮食要均衡。多吃富含维生素 A、维生素 C、维生素 E 的蔬菜水果及富含 ω–3 多不饱和脂肪酸的食物或膳食补充剂，少吃油炸食物也是非常重要的。

还有各种内科疾病导致的眼底病变，如视网膜静脉阻塞、糖尿病视网膜病变等。除了建议到眼科就诊、完善检查，针对治疗外，要严格遵守原发病的饮食调理方案。

第四节　运动与健康

一、你见过吗？

当今社会，能坚持每天运动的大多是老年人。他们有充足的时间去做退休前想做而没时间去做的各项运动，如散步、慢跑、爬山、练太极拳、跳舞，大街小巷、公园、湖边，到处晨练的都是老年人。按道理来讲，这么积极地锻炼，身体肯定是越来越棒，然而楼下的王大爷却越练身体越差。

王大爷每天在天刚刚泛鱼肚白的时候就起床，先慢跑到南湖公园打一遍太极拳，再练一会儿器械，一直到太阳高高升起，锻炼累了才回家吃早餐。吃完晚餐后，他还要再去南湖公园锻炼两个小时。风雨无阻，连雾霾也不能阻止他锻炼的脚步，因为他坚信"生命在于运动"，无论如何动起来对身体总归是好的。刚开始运动那几年，他确实生病是少了，体质也强壮了。可练上几年后，他的身体却越来越消瘦，越练反倒各种毛病又回来了，去医院的次数也大大增加。特别是心脑血管疾病，一边锻炼一边犯。他很纳闷：这到底是怎么回事呢？

二、原来如此

老年人随着年龄的增加，器官功能会出现渐进性的衰退，如牙齿脱落、消化液分泌减少、消化吸收能力下降、心脑功能衰退、视觉和听觉及味觉等感官反应迟钝、肌肉萎缩、瘦体组织数量减少等，这些改变均可明显影响老年人食物摄取、消化和吸收的能力，增加老年人营养缺乏和慢性非传染性疾病发生的风险。

每天花上几个小时运动、锻炼，而吃饭却粗茶淡饭，以清淡、素食为主。人老了，气血两亏是老人的通病。如果长时间消耗增加，营养又跟不上，想不出毛病都难。由于老年人有以上的特点，且饭量减少了，胃肠的消化吸收能力也减弱了，睡眠的时间也在减少，这就造成了上年纪后免疫力的下降，如果营养再减少，身体就更弱了，疾病肯定找上门。

所以，老年人运动过后，尤其要注意"充电"，要注意补充足够的营养。否则身体的消耗就会大于摄入，营养就会"入不敷出"，诱发各种健康问题。

三、吃出健康

老年人运动多属于简单的健身运动，在运动量不大的情况下，正常的膳食就可以满足身体的需要，但是如果长期参加运动项目或者运动时间较长，那就需要适当增加各种营养了。

经常参加运动的老年人要注意蛋白质、维生素、钙、铁、锌等物质的补充。

（一）需要补充的营养物质

1. 补充蛋白质　动物性食物是优质蛋白食物，易消化，但最好每日也要摄入适量的植物性蛋白，如豆制品。豆制品中不仅富含优质蛋白，还含有丰富的钙及磷脂（血管清道夫）、大豆异黄酮（可以促进钙的吸收）等对身体非常有益的物质。

老年人运动过后，蛋白质的补充非常重要，蛋白质摄入不足,会加速肌肉的损伤和丢失,也会增加老年人摔倒、骨折等风险。但是一定要注意适量,切不可过量。过多的蛋白质摄入会使肝肾的代谢负担增加,还会使机体丢失水分;摄入的蛋白质产生的酸性代谢物可造成骨组织脱钙,同时也会增加肾脏结石的危险。

2. 补充水分　此外,老年人在外出运动时容易缺水,建议随身带一杯蜂蜜水,间歇式地饮用,以补充体内所消耗掉的水分和糖。还可以适当饮用一些成人运动饮料,以及时补充体内营养物质。运动间隙可以喝上一两口,但不可过量,一次最好不要超过 300 毫升。

体内水的主要来源包括饮水、食物中的水。一般情况下,我国居民通过饮水获得的量约占总水量的 50%,通过食物获得水分占总水量的 40%。在温和气候条件下,低身体活动水平成年男性每天总水适宜摄入量为 3000 毫升,每天水的适宜摄入量为 1700 毫升,从食物中获得水为 1300 毫升;女性每天总水适宜摄入量为 2700 毫升,每天水的适宜摄入量为 1500 毫升,从食物中获得水为 1200 毫升。

应主动喝水、少量多次,不要等到口渴了再喝水。感觉口渴是身体已经明显缺水的信号。喝水可以在一天的任意时间,每次 1 杯,每杯约 200 毫升。建议成年人饮用白开水或茶水。

可早、晚各饮 1 杯水,其他时间里每 1~2 小时喝 1 杯水。睡前喝 1 杯水,有利于预防夜间血液黏稠度增加。睡眠时由于呼吸作用、隐性出汗和尿液分泌等,不知不觉会丢失水分。起床后虽无口渴感,但体内仍会因缺水而血液黏稠,喝水可降低血液黏度,增加循环血容量,建议早晨起床后空腹喝 1 杯温开水。进餐前不要大量饮水,否则会冲淡胃液,影响食物的消化吸收。

饮水的温度不宜过高。机体口腔和食管表面黏膜的温度一般为36.5~37.2摄氏度,建议饮水的适宜温度在10~40摄氏度。水温超过65摄氏度,会使机体口腔和消化道造成慢性损伤,增加食管癌的患病风险。

3. 补充矿物质　经常运动的老年朋友平时也可以适当食用一些矿物质补充剂。例如,吃一些复合维生素或微量营养素等。在运动时,也可以随身携带一些面包或蛋糕,在运动后食用,能够平衡血糖,使体能较快恢复。

4. 控制脂肪摄入　很多人都知道,运动可以加速脂肪的分解和消耗,因此,有些人运动后会多吃点动物性食物,大鱼大肉地补充,以为摄入的脂肪可以分解消化掉。实际上,老年人的生理功能降低,肠胃的消化吸收能力也减弱,如果从食物中摄入过多脂肪会导致动脉粥样硬化、冠心病、糖尿病等疾病的发生。因此,和非运动情况一样，对脂肪的摄入量同样需要控制。

（二）不同时间段的营养补充

在运动的不同时间段，老人需要补充的营养的重点也会有相应的不同。

1. 运动前 运动前摄食不可过量，食物要易于消化，不适宜吃较干较硬的食物，多喝营养粥或素汤，增加体内水和糖的储备，防止运动中脱水和运动性低血糖的发生。

2. 运动中 老年人的运动锻炼形式多为有氧运动，运动强度一般为中小强度，以糖和脂肪的分解形式供能。运动中，可根据需要补充一些饮料，可间隔 10~15 分钟喝含糖饮料 100~120 毫升，以补充水和糖，防止脱水。

3. 运动后 运动后应及时补水，有利于运动中代谢废料的排出。注意供给优质蛋白，保证老年人身体恢复和肌肉力量的保持。

运动后的膳食提倡杂食，多吃水果和蔬菜，以供给维生素和无机盐。食物宜清淡，甜味和咸味均不可太重，不要吃油腻的东西，尤其要控制动物性脂肪的摄入，同时注意多吃些海产品。

（三）推荐食谱

食谱一：核桃玉竹排骨汤

食材：玉竹 30 克，核桃 30 克，芡实 20 克，排骨 500 克，陈皮 5 克。

做法：

（1）将核桃、玉竹、芡实分别洗净，稍浸泡；排骨洗净，切断，去血水。

（2）所有材料一起放进砂锅，加 2500 毫升水武火煮沸，改文火煲 1 小时，加少量盐调味即可。

功效：核桃味甘性温，有健胃、补血、润肺、养神等功效；玉竹味甘性寒，可养阴润燥、生津止渴，有使皮肤滑腻的功效；芡实味甘性平，有益胃固精、健脾止泻、除湿止带之功；排骨可补气血，滋阴补阴。同熬此汤，有健脾养阴润燥之效，可以补充运动后能量津液流失，辅助代谢。

食谱二：猕猴桃西红柿炒虾仁

食材：猕猴桃 3 枚，西红柿 2 个，鲜虾仁 100 克，食盐、生粉适量。

做法：

（1）将新鲜的猕猴桃和西红柿清洗干净，切成丁状备用。

（2）把新鲜的虾仁尾部切开，加盐调味，再加入生粉搅拌均匀。

（3）起锅烧油，放入虾仁进行翻炒直至其颜色变红，倒入切好的猕猴桃和西红柿，翻炒1分钟即可出锅。

功效：猕猴桃性寒味酸甘，有调中理气、生津润燥之效；西红柿酸甘性微寒，可生津止渴、健胃消食；虾仁富含高蛋白。以酸甜的西红柿和猕猴桃快炒的爽口虾仁，蔬果易消化又助体内代谢废物排泄，还能生津止渴、理气健脾。

食谱三：石斛山药排骨汤

食材：铁皮石斛15克，怀山药（干）15~20克，枸杞子10克，排骨约300克。

做法：

（1）将石斛清洗后加温水泡软（最好用刀拍散），放入砂锅，加适量水，中火煲半个小时。

（2）加排骨、山药、枸杞，大火煲开后转为文火煲1小时左右，加盐调味即可。

功效：铁皮石斛性甘微寒，具有补虚益胃、养阴明目、清热生津之功效；怀山药味甘性平，有补脾养肺、固肾益精之效；枸杞子味甘性平，可补肝肾、明目。三者搭配，既能滋阴养肾、养润肺腑，又可以补充运动后所需能量和津液。